TUDO O QUE VOCÊ
SEMPRE QUIS SABER
SOBRE O
CÂNCER DE MAMA

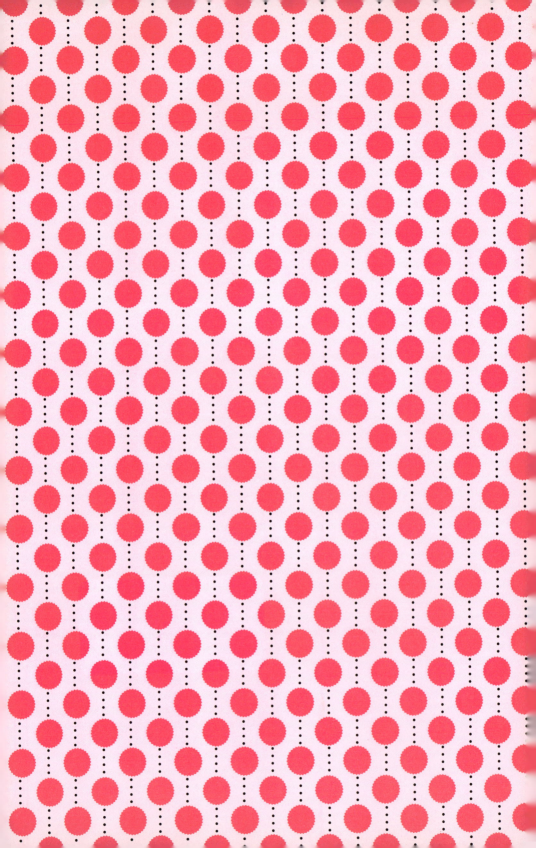

TUDO O QUE VOCÊ SEMPRE QUIS SABER SOBRE O CÂNCER DE MAMA

Grupo Brasileiro de Estudos do Câncer de Mama

COPYRIGHT © 2013 EDITORA MANOLE POR MEIO DE CONTRATO COM O GRUPO BRASILEIRO DE ESTUDOS DO CÂNCER DE MAMA

LOGOTIPO: *COPYRIGHT* © GRUPO BRASILEIRO DE ESTUDOS DO CÂNCER DE MAMA.

MINHA EDITORA É UM SELO EDITORIAL DA EDITORA MANOLE

EDITOR GESTOR: Walter Luiz Coutinho

EDITORA: Karin Gutz Inglez

PRODUÇÃO EDITORIAL: Juliana Morais, Cristiana Gonzaga S. Corrêa e Fernanda Quinta

PROJETO GRÁFICO, CAPA E DIAGRAMAÇÃO: Departamento Editorial da Editora Manole

IMAGEM DA CAPA: "Mulher no Jardim Rosa" de Fábio Balen

DADOS INTERNACIONAIS DE CATALOGAÇÃO NA PUBLICAÇÃO (CIP)

(CÂMARA BRASILEIRA DO LIVRO, SP, BRASIL)

....

Tudo o que você sempre quis saber sobre o câncer de mama. – Barueri, SP : Minha Editora, 2013.

Vários autores

Vários coordenadores.

ISBN 978-85-7868-085-5

1. Mama - Câncer - Obras de divulgação 2. Mama -Câncer - Prevenção
3. Mama - Câncer -Tratamento.

	CDD-616.99449
13-01219	NLM-QZ 201

....

ÍNDICES PARA CATÁLOGO SISTEMÁTICO:

1. Câncer de mama : Medicina 616.99449

2. Mama : Câncer : Medicina 616.99449

Todos os direitos reservados.

Nenhuma parte deste livro poderá ser reproduzida, por qualquer processo, sem a permissão expressa dos editores.

É proibida a reprodução por fotocópia.

A Editora Manole é filiada à ABDR – Associação Brasileira de Direitos Reprográficos.

1ª Edição – 2013

1ª Reimpressão – 2013

EDITORA MANOLE LTDA.

Avenida Ceci, 672 – Tamboré – 06460-120 – Barueri – SP – Brasil

Tel.: (11) 4196-6000 – Fax: (11) 4196-6021

www.manole.com.br | info@manole.com.br

Impresso no Brasil | *Printed in Brazil*

Este livro contempla as regras do Acordo Ortográfico da Língua Portuguesa de 1990, que entrou em vigor no Brasil em 2009.

São de responsabilidade dos coordenadores e autores as informações contidas nesta obra.

Dedicamos este livro às mulheres brasileiras que lutam contra o câncer de mama e àquelas que já enfrentaram essa doença, todas grandes exemplos de força, fé e superação!

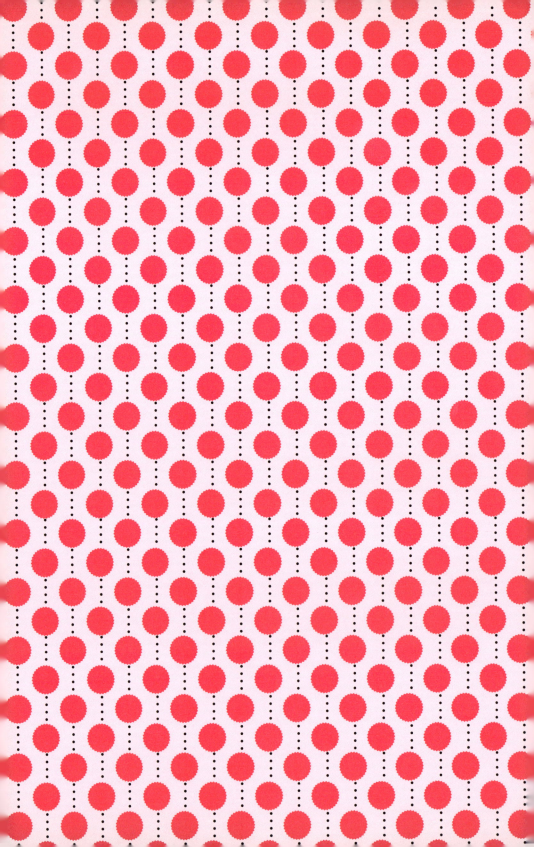

COORDENADORES

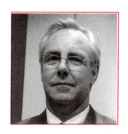

CARLOS HENRIQUE ESCOSTEGUY BARRIOS
Médico Oncologista Clínico. Professor da Faculdade de Medicina da Pontifícia Universidade Católica do Rio Grande do Sul (PUC-RS). Diretor do Instituto do Câncer – Sistema de Saúde Mãe de Deus, Porto Alegre, RS.

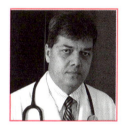

CARLOS ALBERTO PEREIRA FILHO SAMPAIO
Médico Oncologista Clínico. Diretor Médico da Clínica AMO, Salvador, BA.

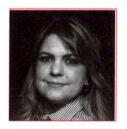

CLÁUDIA MARA MARQUES VASCONCELOS
Médica Oncologista Pediátrica. Executiva de Operações do Grupo Brasileiro de Estudos do Câncer de Mama (GBECAM), São Paulo, SP.

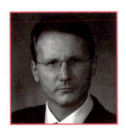

FRANCISCO WISINTAINER
Médico Oncologista Clínico. Diretor do Instituto DeVita de Oncologia e Hematologia, Caxias do Sul, RS.

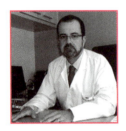

GILBERTO LUIZ DA SILVA AMORIM
Médico Oncologista Clínico. Coordenador do Grupo de Oncologia Mamária da Oncologistas Associados e do Centro de Oncologia D'Or, Rio de Janeiro, RJ.

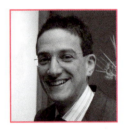

JOSÉ BINES
Médico Oncologista Clínico do Instituto Nacional de Câncer (Inca). Diretor Científico do GBECAM.

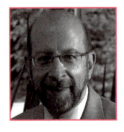

SERGIO DANIEL SIMON
Professor-Doutor do Departamento de Oncologia Clínica e Experimental da Universidade Federal de São Paulo (Unifesp) e Médico Oncologista Clínico do Hospital Israelita Albert Einstein (HIAE). Diretor-presidente do GBECAM, São Paulo, SP.

AUTORES

ALAN ARRIEIRA AZAMBUJA

Médico Oncologista Clínico do Instituto do Câncer – Sistema de Saúde Mãe de Deus, Porto Alegre, RS. Professor da Faculdade de Medicina da Pontifícia Universidade Católica do Rio Grande do Sul (PUC-RS), Porto Alegre, RS.

ÁLVARO VINÍCIUS MACHADO

Médico Oncologista Clínico. Diretor do Centro de Oncologia e Hematologia do Planalto (COHP), Passo Fundo, RS.

ANDRÉ MÁRCIO MURAD

Médico Oncologista Clínico. Professor Adjunto Doutor. Coordenador do Serviço de Oncologia do Hospital das Clínicas da Universidade Federal de Minas Gerais (HC-UFMG) do Centro de Oncologia do Hospital Lifecenter e do Centro Avançado de Tratamento Oncológico de Belo Horizonte (Cenantron), MG.

ANTONIETA BARBOSA

Advogada. Autora do livro "Câncer - Direito e Cidadania".

ANTONIO LUIZ FRASSON

Médico Mastologista do Hospital Israelita Albert Einstein (HIAE), São Paulo, SP. Professor de Graduação e Pós-Graduação da Faculdade de Medicina da PUC-RS, Porto Alegre, RS.

tudo o que você sempre quis saber sobre o câncer de mama

BRUNO LEMOS FERRARI

Médico Oncologista Clínico. Diretor Técnico do Oncocentro de Minas Gerais.

CARLOS AUGUSTO MENDONÇA BEATO

Médico Oncologista Clínico do Departamento de Oncologia da Fundação Hospital Amaral Carvalho, Jaú, SP.

CARLOS HENRIQUE ESCOSTEGUY BARRIOS

Médico Oncologista Clínico. Professor da Faculdade de Medicina da PUC--RS. Diretor do Instituto do Câncer — Sistema de Saúde Mãe de Deus, Porto Alegre, RS.

CARLOS ALBERTO PEREIRA SAMPAIO

Médico Oncologista Clínico. Diretor Médico da Clínica AMO, Salvador, BA.

CLARISSA MARIA DE CERQUEIRA MATHIAS

Médica Oncologista Clínica do Núcleo de Oncologia da Bahia e do Hospital Português, Salvador, BA.

CLÁUDIA MARA MARQUES VASCONCELOS

Médica Oncologista Pediátrica. Executiva de Operações do Grupo Brasileiro de Estudos do Câncer de Mama (GBECAM), São Paulo, SP.

CRISTIANE RIOS PETRARCA

Médica Oncologista Clínica. Professora de Oncologia da Universidade Federal de Pelotas (UFPel). Chefe do Serviço de Oncologia do Hospital Escola da UFPel, Pelotas, RS.

DANIELA DORNELLES ROSA

Médica Oncologista Clínica do Hospital Moinhos de Vento, Porto Alegre, RS. Pós-doutora pela CAPES no Paterson Institute for Cancer Research, Manchester, Inglaterra.

autores

DÉBORA LA REGINA

Nutricionista Clínica do Centro Paulista de Oncologia (CPO), São Paulo, SP.

DIOCÉSIO ALVES PINTO DE ANDRADE

Médico Oncologista Clínico do Instituto Oncológico de Ribeirão Preto (InORP), Ribeirão Preto, SP.

EDUARDO HENRIQUE CRONEMBERGER COSTA E SILVA

Médico Oncologista Clínico. Coordenador de Pesquisa Clínica do Centro Regional Integrado de Oncologia (Crio), Fortaleza, CE.

ELIAS ABDO FILHO

Médico Oncologista Clínico. Chefe da Equipe de Oncoginecologia Clínica do Instituto do Câncer do Estado de São Paulo (Icesp), São Paulo, SP.

ELISA MARIA PARAHYBA CAMPOS

Psicanalista, Psicoterapeuta e Psico-oncologista. Professora Livre-docente do Departamento de Psicologia Clínica do Instituto de Psicologia da Universidade de São Paulo (IP-USP). Criadora e Coordenadora do Laboratório Chronos – Centro Humanístico de Recuperação em Oncologia e Saúde. Orientadora de Mestrado e Doutorado do Programa de Pós-Graduação em Psicologia Clínica do IP-USP.

FRANCISCO WISINTAINER

Médico Oncologista Clínico. Diretor do Instituto DeVita de Oncologia e Hematologia, Caxias do Sul, RS.

GILBERTO LUIZ DA SILVA AMORIM

Médico Oncologista Clínico. Coordenador do Grupo de Oncologia Mamária da Oncologistas Associados e do Centro de Oncologia D'Or, Rio de Janeiro, RJ.

tudo o que você sempre quis saber sobre o câncer de mama

GIULIANO SANTOS BORGES

Médico Oncologista Clínico da Clínica de Neoplasias Litoral e do Hospital Santo Antônio, Blumenau, SC. Professor da Universidade do Vale do Itajaí (Univali). Diretor do Centro de Novos Tratamentos Itajaí.

GUSTAVO FERNANDO VERALDI ISMAEL

Médico Oncologista Clínico. Coordenador Médico do Centro de Pesquisas Clínicas da Fundação Hospital Amaral Carvalho, Jaú, SP.

GUSTAVO WERUTSKY

Medico Oncologista do Hospital São Lucas (PUC-RS) e Diretor Científico do Latin American Cooperative Oncology Group (Lacog), Porto Alegre,RS.

HÉLIO PINCZOWSKI

Médico Oncologista Clínico do Instituto de Oncologia e Hematologia (Hemomed), São Paulo, SP.

HELOISA MAGDA RESENDE

Médica Oncologista Clínica. Coordenadora Médica do Centro de Pesquisa Clínica da Radiclin – Quimioterapia e Radioterapia de Volta Redonda, RJ.

IVETE DE SOUZA YAVO

Psicóloga. Especialista em Psicossomática. Mestre em Psicologia pela Universidade Estadual Paulista Júlio de Mesquita Filho (Unesp-Assis). Doutora pelo Programa de Pós-graduação em Psicologia Clínica do IP--USP. Pesquisadora e Psicóloga Colaboradora do Centro Humanístico de Recuperação em Oncologia e Saúde (Chronos IP-USP), atuando principalmente nos seguintes temas: Psicologia da Saúde, Psico-oncologia, Família e Psicossomática.

autores

JORGE SABBAGA

Médico Oncologista Clínico do Icesp e do Centro de Oncologia do Hospital Sírio-Libanês, São Paulo, SP. Doutor em Oncologia Clínica pela USP.

JOSÉ BINES

Médico Oncologista Clínico do Instituto Nacional de Câncer (Inca). Diretor Científico do GBECAM.

JOSÉ GETÚLIO MARTINS SEGALLA

Médico Oncologista Clínico. Chefe do Departamento de Oncologia da Fundação Hospital Amaral Carvalho, Jaú, SP.

JOSÉ LUIZ BARBOSA BEVILACQUA

Médico Mastologista e Cirurgião Oncológico do Hospital Sírio-Libanês, São Paulo, SP. *Fellow* da Society of Surgical Oncology (SSO), EUA.

KARLA ASSUNÇÃO DE CARVALHO EMERENCIANO

Médica Oncologista Clínica da Liga Contra o Câncer, Natal, RN.

LISSANDRA DAL LAGO

Médica Oncologista Clínica do Institut Jules Bordet, Université Libre de Bruxelles (ULB), Bruxelas, Bélgica.

LUIS ALBERTO SCHLITTLER

Médico Oncologista Clínico do Centro Integrado de Terapia Onco-Hematológica (Cito), Preceptor de Serviço de Residência em Cancerologia no Hospital da Cidade de Passo Fundo, RS.

MAIRA CALEFFI

Médica Mastologista. Coordenadora do Núcleo Mama Moinhos de Vento, Porto Alegre, RS. Presidente do Instituto da Mama do Rio Grande do Sul

tudo o que você sempre quis saber sobre o câncer de mama

(Imama) e da Federação Brasileira de Instituições Filantrópicas de Apoio à Saúde da Mama (Femama).

MAX SENNA MANO

Médico Oncologista Clínico. Professor da Disciplina de Oncologia da USP, São Paulo, SP.

PEDRO EMANUEL RUBINI LIEDKE

Médico Oncologista Clínico do Hospital de Clínicas de Porto Alegre (HCPA) e do Instituto do Câncer – Sistema de Saúde Mãe de Deus, Porto Alegre, RS.

RICARDO JOSÉ MARQUES

Médico Oncologista Clínico do Centro de Oncologia do Hospital Sírio-Libanês, São Paulo, SP.

RODRIGO DE MORAIS HANRIOT

Radioterapeuta Sênior do HIAE e do Hospital Alemão Oswaldo Cruz, São Paulo, SP.

RODRIGO RIGO

Médico Oncologista Clínico. Coordenador do Serviço de Oncologia do Hospital Santa Cruz, Curitiba, PR.

RUFFO DE FREITAS JÚNIOR

Médico Mastologista. PhD. Professor Adjunto da Faculdade de Medicina da Universidade Federal de Goiás (UFG), GO.

SERGIO DANIEL SIMON

Diretor-presidente do GBECAM. Professor-Doutor do Departamento de Oncologia Clínica e Experimental da Universidade Federal de São Paulo (Unifesp) e Médico Oncologista Clínico do HIAE, São Paulo, SP.

autores

SERGIO JOBIM AZEVEDO

Professor do Departamento de Medicina Interna da Faculdade de Medicina da Universidade Federal do Rio Grande do Sul (UFRGS) e Médico Oncologista do Serviço de Oncologia do HCPA e do Instituto do Câncer Mãe de Deus, Porto Alegre, RS.

SUSANNE CROCAMO VENTILARE DA COSTA

Médica Oncologista Clínica da Oncoclínica. Responsável pelo Núcleo de Pesquisa Clínica do Hospital do Câncer III/Inca, Rio de Janeiro, RJ.

YENI VERÔNICA NERON DO NASCIMENTO

Médica Oncologista Clínica do Departamento de Oncologia e Pesquisa Clínica do Centro de Pesquisas Oncológicas (Cepon), Florianópolis, SC.

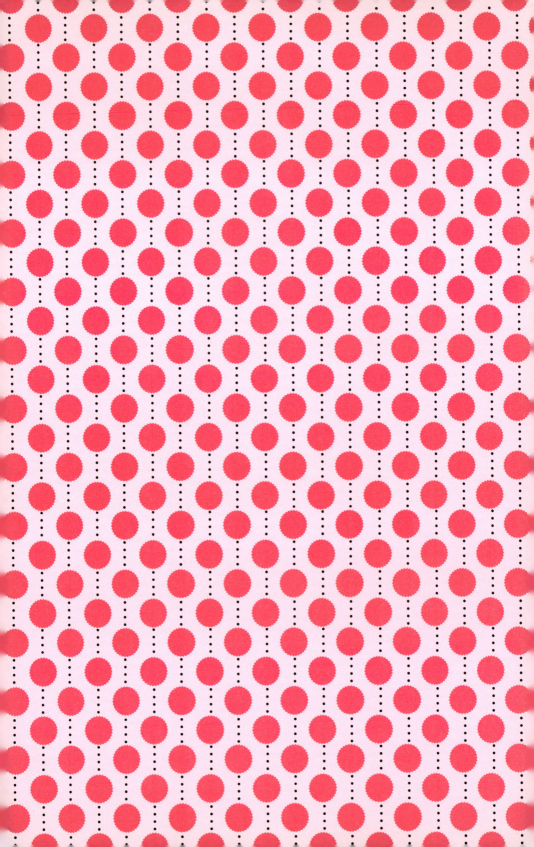

SUMÁRIO

APRESENTAÇÃO • XIX

CAUSAS DO CÂNCER DE MAMA
E FATORES DE RISCO • 1

MITOS E VERDADES SOBRE
O CÂNCER DE MAMA • 19

DIAGNÓSTICO DO CÂNCER DE MAMA • 31

SOBRE A CIRURGIA DO CÂNCER DE MAMA • 65

SOBRE TRATAMENTO DO CÂNCER DE MAMA • 83

SOBRE PESQUISA CLÍNICA • 131

SOBRE O ACOMPANHAMENTO
DO CÂNCER DE MAMA • 149

APÓS O TRATAMENTO DO CÂNCER DE MAMA • 157

ASPECTOS PSICOSSOCIAIS
DO CÂNCER DE MAMA • 169

QUAIS SÃO OS DIREITOS
DO PACIENTE COM CÂNCER? • 183

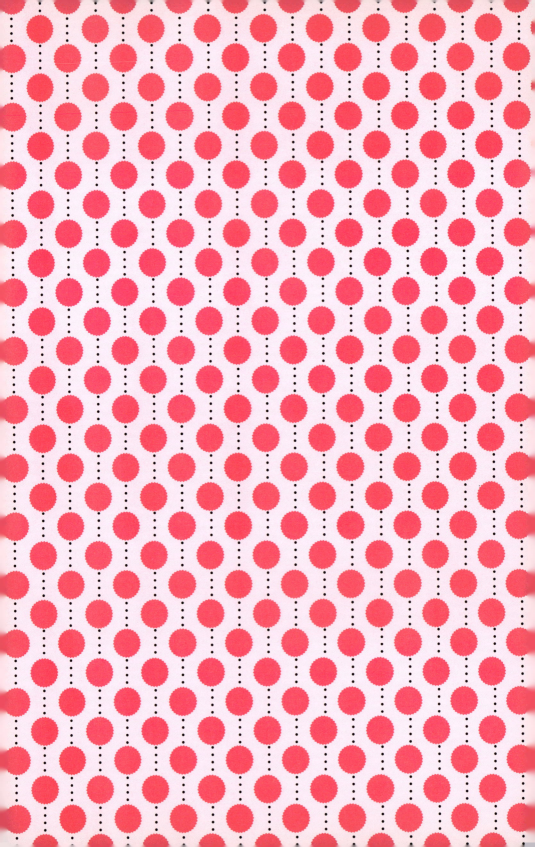

APRESENTAÇÃO

GBECAM E CÂNCER DE MAMA

O câncer de mama é o tumor mais frequente entre as mulheres, atingindo no mundo cerca de 1.400.000 pessoas por ano, das quais cerca de 400.000 acabam morrendo em decorrência da doença. Cerca de 52.000 brasileiras são diagnosticadas com a doença a cada ano. Em nosso país, o câncer de mama não é só o de maior incidência entre as mulheres, mas também o que mais mata, com cerca de 13.000 mortes por ano.

Felizmente, o diagnóstico de câncer de mama vem sendo feito cada vez mais em estágios precoces da doença, o que proporciona altas taxas de cura. Os avanços no diagnóstico, na biologia molecular e, principalmente, as novas armas para tratamento do câncer de mama têm sido responsáveis pela queda acentuada da mortalidade observada nos últimos 30 anos nos países desenvolvidos. No Brasil, infelizmente, essa queda ainda não tem sido constatada em todas as regiões do país, principalmente pelo atraso no diagnóstico e pelo estágio avançado em que frequentemente as pacientes se apresentam, sobretudo nas classes sociais mais baixas.

tudo o que você sempre quis saber sobre o câncer de mama

Outro fator que contribui para o sucesso do tratamento é o fato de a própria paciente ser bem informada e colaboradora, compartilhando com a equipe médica todos os detalhes de sua doença e de suas opções de tratamento.

A pesquisa clínica é o método mais eficaz para a incorporação de tratamentos à prática médica. A partir dessa premissa, um grupo de oncologistas brasileiros interessados e comprometidos com o estudo e o tratamento do câncer de mama fundou, em março de 2005, o Grupo Brasileiro de Estudos do Câncer de Mama (GBECAM), que tem por objetivo promover pesquisas clínicas em câncer de mama no território nacional, além de divulgar informações e educar o público leigo sobre o assunto. O GBECAM completa, em 2013, oito anos de pioneirismo no Brasil e participa atualmente de pesquisas internacionais, além de coordenar pesquisas nacionais de iniciativa própria.

É com este objetivo que o GBECAM organizou este livro, procurando responder de forma simples e direta às perguntas mais comuns sobre o câncer de mama. Nele, as pacientes – bem como seus amigos e familiares – podem encontrar explicações e orientações que muitas vezes são difíceis de obter, mas que podem ser fundamentais na escolha do tipo de tratamento e em outros aspectos que podem melhorar sua qualidade de vida e fazê-los atravessar essa fase da vida com mais tranquilidade e segurança.

Esta obra, elaborada por renomados especialistas ligados ao GBECAM, prioriza a desmistificação do câncer de mama, com atenção dirigida ao diagnóstico precoce e ao tratamento. Agradeço a todos os colegas que colaboraram no desenvolvimento deste livro, em especial ao seu mentor e coordenador, Francisco Wisintainer. Agradeço também aos profissionais que colaboraram com outros aspectos abordados no livro, como nutrição (Débora La Regina), direitos legais das mulheres portadoras de câncer de mama (Antonieta Barbosa) e apoio psicossocial (Elisa Maria Parahyba Campos e Ivete de Souza Yavo). Destaco a gentileza do renomado artista Fábio Balen, que cedeu sua obra "Mulher no Jardim Rosa" para ilustrar a capa. Muito obrigado, Fábio!

Boa leitura!

Sergio D. Simon
Diretor-presidente do GBECAM

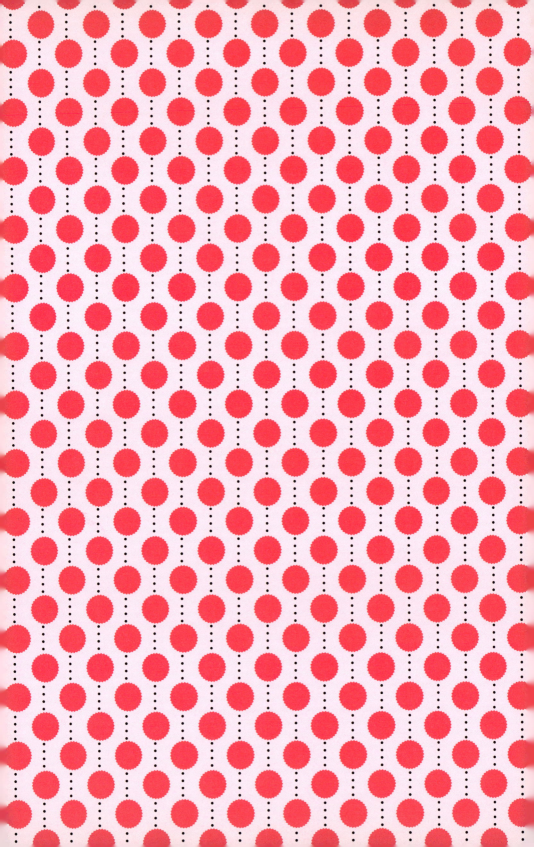

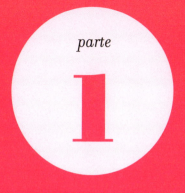

CAUSAS DO CÂNCER DE MAMA E FATORES DE RISCO

tudo o que você sempre quis saber sobre o câncer de mama

1. Qual é o número de mulheres com câncer de mama no Brasil e no mundo? Quantas morrem por causa do câncer de mama?

ALAN AZAMBUJA

O câncer de mama corresponde ao segundo tipo mais frequente no mundo e é o mais comum entre mulheres. Nos Estados Unidos, onde dados estatísticos são definidos anualmente, estimam-se 230 mil novos casos para o ano de 2012 e 40 mil mortes por câncer de mama no mesmo período.

No Brasil, segundo dados do Ministério da Saúde, mais de 52 mil mulheres serão diagnosticadas com câncer de mama no ano de 2012. O câncer de mama também pode ser diagnosticado em homens, entretanto, isso é raro de acontecer (o câncer de mama representa menos de 1% de todos os cânceres em homens) e geralmente acomete idosos.

A sobrevida média após cinco anos na população de países desenvolvidos fica em torno de 85%. Entretanto, no Brasil, as taxas de mortalidade por câncer de mama continuam elevadas, muito provavelmente porque a doença ainda é diagnosticada em fases avançadas, e tanto pela falta de divulgação da prática do autoexame como por falta de acesso, em muitas regiões do país, a exames de mamografia. Quanto mais cedo for descoberto o tumor, maior a chance de cura.

Se diagnosticado e tratado no momento oportuno, o prognóstico[1] é relativamente bom.

---

1 Previsão ou suposição de como a doença vai evoluir e quais as chances de cura.

causas do câncer de mama e fatores de risco

2. Qual é a causa do câncer de mama?

ALAN AZAMBUJA

O câncer de mama é multifatorial, ou seja, muitas causas contribuem para o seu desenvolvimento. As principais estão listadas a seguir:

- idade: é o principal fator de risco para o câncer de mama. Quanto mais velha for a mulher, maior o risco de desenvolver o câncer de mama. O maior número de casos acontece após os 40 anos, principalmente na faixa dos 60 a 70 anos; raramente aparece antes dos 30 anos;
- história prévia de doenças mamárias: pacientes que já tiveram diagnóstico por biópsia de tumores benignos de mama, como hiperplasias atípicas, apresentam maior risco;
- hábitos: sedentarismo e obesidade (principalmente em mulheres na menopausa) aumentam o risco, bem como o consumo de alimentos com gorduras, carne vermelha, álcool, e o tabagismo;
- história familiar: fatores genéticos estão fortemente relacionados ao câncer de mama. Mulheres com história de familiares diretos (mãe, tias, irmãs, avós) com câncer de mama e ovário, principalmente, têm risco maior de desenvolver esse tumor. Quanto mais próximo o parentesco, maior o risco;
- fatores hormonais: mulheres que nunca amamentaram e que não tiveram filhos, bem como aquelas que fazem uso de medicações hormonais e de reposição hormonal, apresentam maiores chances de desenvolver câncer de mama;

- exposição a radiações: pacientes que realizaram tratamento prévio com radioterapia, especialmente quando mais jovens ou crianças, apresentam maior risco e devem ter monitoração mais frequente na fase adulta.

Alguns desses fatores são inevitáveis (como idade e história familiar); outros, porém, podem ser evitados. Por isso, é importante que as mulheres (principalmente as que estão na menopausa) adotem hábitos saudáveis: manter peso adequado, fazer exercícios físicos regularmente, limitar a ingestão de álcool e não fumar.

3. Quais são os sinais do câncer de mama? É verdade que ele não dói?

ÁLVARO MACHADO

Em geral, o câncer de mama não dói, principalmente em sua fase inicial. O sinal mais comum é um nódulo, um caroço no seio, que pode variar de tamanho, desde muito pequeno, com menos de 1 cm, até grande, com vários centímetros. Esse caroço costuma ser bem endurecido e indolor. Não é muito comum encontrar uma região mal delimitada mais endurecida no seio, a pele mais rugosa e espessa ou mesmo uma área da pele retraída, repuxada. Algumas vezes, pode apenas haver vermelhidão, coceira e descamação junto à aréola e ao mamilo, chamada doença de Paget. Outros sintomas mais raros são: covinha ou enrugamento na pele, inversão e saída de secreção do mamilo, que se inicia de repente e pode ser sanguinolenta.

A dor, no entanto, não exclui o câncer de mama, pois, eventualmente, um nódulo muito profundo no seio ou o câncer em estágios mais avançados, comprometendo outras partes do corpo, podem causar dor precocemente.

É importante que a mulher tenha o costume de observar seu corpo e conheça o seu estado normal para que possa rapidamente identificar qualquer alteração nas mamas. O autoconhecimento (autoexame) é uma ferramenta que pode ajudar a conhecer a mama e, dessa forma, saber o que é normal para si. O autoconhecimento inclui o toque (sentir) e a visualização (olhar) das mamas.

4. Todo nódulo na mama é câncer?

MAIRA CALEFFI

Não. A estatística mostra que, de dez nódulos sólidos palpáveis na mama, apenas um pode estar relacionado com câncer, e isso ainda depende da faixa etária da mulher: quanto mais idade, maior o risco de ser um câncer de mama.

As alterações benignas da mama mais frequentes são os fibroadenomas e os cistos mamários. O fibroadenoma é mais comum em pacientes jovens (com menos de 35 anos) e os cistos mamários são mais frequentes na perimenopausa (período que antecede a menopausa). O diagnóstico diferencial entre as alterações benignas da mama e tumor maligno é feito com a mamografia, a ecografia e/ou a ultrassonografia.

Fique atenta a qualquer alteração nas suas mamas (principalmente com relação ao aparecimento de caroço na mama ou na axila) e, se identificar alguma alteração, consulte o seu médico! A prevenção continua sendo a principal arma contra o câncer de mama.

5. Qual é a diferença entre tumor maligno e tumor benigno?

ANDRÉ MURAD

Qualquer tumor, seja benigno ou maligno, surge por causa de uma alteração genética das células do organismo. A diferença entre eles diz respeito principalmente à sua capacidade de crescimento e de disseminação para outras partes do corpo (metástases).

Os tumores benignos crescem lentamente e não se espalham para outras partes do corpo (metástases), enquanto os malignos (cânceres) crescem de maneira descontrolada, destruindo o tecido local e se alastrando para outras partes do corpo.

No organismo, existe um ciclo de vida e morte que depende da reciclagem das células; por exemplo, as células do cérebro duram para toda a vida, mas as do sangue duram apenas alguns dias. Os oncogenes são genes que controlam o crescimento e a multiplicação das células. Eles podem ser ativadores (estimulam o crescimento das células) ou supressores (impedem o crescimento e levam à morte da célula).

causas do câncer de mama e fatores de risco

Nos tumores benignos, ocorrem discretas alterações ou mutações nos oncogenes, mas em intensidade ou gravidade insuficiente para provocar crescimento descontrolado das células. Já os tumores malignos apresentam uma alteração na estrutura dos oncogenes. No caso dos oncogenes ativadores, essa alteração em sua estrutura provoca um crescimento descontrolado das células, fazendo com que elas se multipliquem de forma mais acelerada e sem controle. No caso dos oncogenes supressores, essa mutação faz com que eles percam a capacidade de autocontrolar essa multiplicação. Por conta desse descontrole, as células dos tumores malignos passam a ter a capacidade de penetrar nas estruturas vizinhas, em função de seu poder invasor. Para agravar ainda mais a situação, os tumores malignos penetram nos vasos sanguíneos e linfáticos e espalham-se pelo corpo, gerando as metástases.

As alterações dos oncogenes podem ser hereditárias (transmitidas dos ascendentes aos descendentes) ou adquiridas ao longo da vida, por meio de exposição prolongada a agentes carcinogênicos químicos (p.ex., dieta, cigarro, asbesto), biológicos (p.ex., vírus) e físicos (p.ex., exposição excessiva à luz solar).

6. O cisto, ou nódulo, benigno (fibroadenoma) da mama pode se transformar em câncer?

MAIRA CALEFFI

Os cistos mamários e os nódulos benignos não se transformam em câncer, a menos que existam cistos chamados complexos, que possuem uma área sólida no seu interior (carcinoma papilífero seria um exemplo), ou no caso de fibroadenomas com células atípicas ou de carcinoma *in situ*, situações muito raras.

7. Meus seios são grandes e um deles é um pouco maior que o outro. Isso é normal? Pode estar relacionado a câncer de mama?

RUFFO DE FREITAS JÚNIOR

O tamanho dos seios é determinado pela genética herdada dos pais e, de modo geral, um costuma ser um pouco maior que o outro. Há casos em que essa diferença pode ser grande e causar desconforto, necessitando de correção por meio de cirurgia plástica.

Dois fatores fisiológicos fazem com que o tamanho dos seios possa aumentar: a gravidez ou o ganho de peso. No período pré--menstrual, os seios também aumentam, em decorrência da retenção de líquidos, comum nesses dias. Para mulheres entre 40 e 60 anos de idade, a formação de cistos (bolhas de líquido), sem relação com câncer, é muito frequente e pode gerar aumento em pontos específicos da mama. Já o câncer de mama não causa aumento dos seios, exceto em raras situações.

8. Algumas mulheres na minha família tiveram câncer de mama. Eu corro o risco de ter também? O câncer de mama é hereditário?

SERGIO DANIEL SIMON

Sim, o câncer de mama pode ser hereditário, ou seja, transmitido dentro de uma família por meio de mutação genética.

causas do câncer de mama e fatores de risco

Felizmente, esses casos são raros, constituindo somente cerca de 6 a 8% dos casos de câncer de mama. A suspeita de que existe mutação genética na família deve ser levantada quando:

- algumas mulheres de determinada família, às vezes em diferentes gerações, já tiveram câncer de mama ou de ovário (a mutação genética que causa câncer de mama também aumenta muito o risco de câncer de ovário);
- essas mulheres, em geral, têm câncer relativamente jovens, antes dos 50 anos de idade. Nessas famílias, não é raro haver casos de câncer abaixo de 35 ou mesmo de 30 anos de idade;
- há casos de câncer de mama em homens nessas famílias, o que aumenta muito a suspeita de que exista mutação genética, uma vez que o câncer de mama em homens é muito raro;
- outros tipos de câncer ocorrem nessas famílias, principalmente câncer de intestino, de pâncreas, de próstata, entre outros.

Contudo, o diagnóstico de certeza de câncer de mama familiar tem de ser comprovado por um exame do DNA da família. Em uma simples amostra de sangue, faz-se a análise do DNA de um membro da família que já tenha tido câncer, buscando alterações em determinados genes. Constatando uma mutação genética nesse exame, os outros membros dessa família devem ser testados para determinar se eles também herdaram a mutação genética. Cada membro de uma família afetada tem 50% de chance de herdar a mutação.

Os genes mais comumente relacionados ao aumento de risco de câncer de mama são conhecidos como *BRCA*1 e *BRCA*2, mas outros podem estar implicados. É importante que a família com suspeita de mutação seja estudada por um oncogeneticista.

9. Minha mãe faleceu de câncer no ovário e meu irmão teve câncer de intestino. Corro risco de ter câncer de mama?

SERGIO DANIEL SIMON

É fundamental lembrar que todas as pessoas correm risco de ter câncer de mama, independentemente da história familiar. Nos Estados Unidos, por exemplo, calcula-se que uma em cada oito mulheres terá câncer de mama até os 70 anos de idade, mesmo sem histórico familiar – ou seja, 12% das mulheres sem história familiar terão câncer de mama. A presença de outros casos de câncer na família (principalmente de mama e ovário, mas também de intestino, pâncreas e próstata) simplesmente aumenta esse risco.

10. Na minha família, não há casos de câncer de mama nem de outros tipos de câncer. Ainda assim, corro risco de ter câncer de mama?

SERGIO DANIEL SIMON

Sim, todas as pessoas correm risco de ter câncer de mama, inclusive homens (um risco pequeno, mas real), mesmo sem histórico familiar. Alguns fatores podem aumentar esse risco, como:

- início da menstruação em idade precoce (antes dos 11 anos) e menopausa tardia (depois dos 52 anos);
- baixo número de gestações (maior número de gestações tem caráter protetor contra o câncer de mama);
- pouca amamentação – a amamentação prolongada (de pelo menos um ano) de vários filhos diminui o risco de câncer de mama;
- uso de reposição hormonal na menopausa (evitar sempre que possível);
- alcoolismo, principalmente se crônico, aumenta de modo significativo o risco de câncer de mama;
- obesidade e sedentarismo.

Portanto, mesmo sem histórico familiar, a mulher deve se precaver contra o câncer de mama e manter-se alerta, não descuidando de seus exames de rastreamento.

11. Tive câncer de mama e tenho uma filha adolescente. Ela deve fazer mamografia ou outro exame para ver se corre algum risco?

SERGIO DANIEL SIMON

Depende. Se você é o único caso da família e teve o câncer depois dos 50 anos de idade, provavelmente o risco de sua filha é quase igual ao de outras mulheres, talvez um pouco aumentado.

Nesses casos, recomenda-se que ela comece a fazer exames de rastreamento por volta dos 35 anos de idade. Se você teve câncer mais jovem ou se há outros casos de câncer de mama ou ovário na família, talvez haja uma mutação genética na sua família, que pode ou não ter sido transmitida à sua filha. É preciso confirmar, sempre que possível, a presença de mutação genética por meio de um exame de sangue.

Se for confirmada uma mutação genética que também tenha sido detectada no exame de sua filha adolescente (recomenda-se a realização de exame de sangue somente após os 20 a 25 anos de idade, nunca em crianças e adolescentes jovens), ela passará a ser considerada uma mulher de alto risco. Nesse caso, sua filha deve começar os exames de rastreamento por volta dos 25 anos de idade.

Nas mulheres jovens de alto risco, as mamas geralmente são muito densas e, nessa situação, a mamografia, muitas vezes, não é o melhor exame para o acompanhamento. A ressonância nuclear magnética é mais indicada nesses casos. De qualquer maneira, mulheres jovens de alto risco devem ser acompanhadas por médicos especializados.

12. Estou fazendo tratamento com reposição hormonal para sintomas da menopausa (secura vaginal e fogachos). Isso aumenta meu risco de ter câncer de mama?

ANDRÉ MURAD

A terapia de reposição hormonal (TRH) é utilizada durante o climatério, isto é, o período de transição da mulher entre a fase reprodutiva e a fase não reprodutiva (menopausa). No climatério, há uma redução da produção de hormônios sexuais pelo ovário e pela interrupção da menstruação.

Inicialmente, a TRH foi apontada como uma solução para os efeitos típicos dessa fase da vida: intensas ondas de calor (fogachos), fortes dores de cabeça, irritabilidade, ansiedade, perda de libido e ressecamento vaginal. Além disso, a TRH reduziria o risco de doenças cardiovasculares, preveniria a osteoporose e evitaria o câncer de endométrio. Desde a década de 1970, porém, a comunidade médica passou a discutir a segurança da TRH. A polêmica teve início quando a suposta capacidade de proteção cardiovascular foi desmitificada. Pesquisas recentes (divulgadas em 2003 e 2007) confirmam também a associação entre a TRH e a ocorrência de câncer de mama, útero e ovário. As mulheres que receberam terapia hormonal combinada tiveram aumento do risco de câncer de mama de 26%, além do aumento das chances de doença coronária, acidente vascular cerebral e eventos tromboembólicos. Entretanto, o benefício da TRH para prevenção da osteoporose ainda é aceito pelos médicos.

Apesar dessas descobertas, a TRH para o controle dos sintomas do climatério e da menopausa ainda é reconhecida como eficaz pelos médicos. O que demonstram as pesquisas é que os efeitos maléficos da TRH são cumulativos – isto é, sua gravidade é proporcional à duração do tratamento. Portanto, a duração da TRH deve ser menor que cinco anos e os médicos devem considerar a intensidade dos sintomas e os fatores de risco que a paciente possui para o desenvolvimento de câncer de mama.

Os efeitos indesejáveis da menopausa podem ser tratados com outras medicações e medidas além da reposição hormonal, como bisfosfonatos e raloxifeno, para a prevenção da osteoporose, e medicamentos como a clonidina e a venlafaxina, para o tratamento de fogachos e ondas de calor.

13. Não estou amamentando, mas percebi a saída de um líquido parecido com leite do meu mamilo esquerdo. O que pode ser? É câncer?

RUFFO DE FREITAS JÚNIOR

A saída de líquido pelo mamilo ocorre com muita frequência. Quando o líquido é branco, como leite, dá-se o nome de galactorreia, não havendo relação com câncer de mama e podendo ser decorrente de uma infinidade de motivos. Nesse caso, uma consulta com especialista é indicada, a fim de descobrir o motivo desse sinal. Já quando o líquido é colorido, trata-se de dilatação dos canais de leite, chamada ectasia ductal, e não exige qualquer cuidado especial.

A secreção que requer cuidado e atenção maior é aquela que tem a coloração de sangue ou é transparente e cristalina. Nesses casos, buscar um médico especialista é fundamental para saber exatamente o que está acontecendo e obter um diagnóstico preciso.

causas do câncer de mama e fatores de risco

14. Meus seios ficam muito inchados e doloridos antes de minha menstruação. Também percebo nódulos amolecidos quando apalpo as mamas. Isso é normal ou devo procurar o médico?

MAIRA CALEFFI

As mamas sofrem ação dos hormônios femininos (estrogênio e progesterona), principalmente na segunda fase do ciclo menstrual. A influência dos hormônios femininos deixa as mamas inchadas e doloridas (alguns dias antes da menstruação). A sensibilidade varia de mulher para mulher e também pode acontecer de tempos em tempos. Geralmente, essa sensação de inchaço, aumento do desconforto com as mamas e palpação de nódulos amolecidos (glândula mamária estimulada) desaparecem após a menstruação, podendo ocorrer de novo no próximo ciclo. Algumas mulheres queixam-se desses sintomas por muitos dias no mês ou até todo o mês, mas são exceções as que devem ser avaliadas pelo especialista em mamas, o mastologista.

15. Como posso me proteger contra o câncer de mama? Existe vacina para prevenir?

CRISTIANE PETRARCA

A melhor arma para se proteger contra o câncer de mama é a prevenção. Além do rastreamento anual com métodos de imagem (mamografia) e do exame clínico anual a partir dos 40 anos (ou a critério do seu médico), somam-se hábitos de vida saudáveis.

Atenção especial também deve ser dada ao controle do peso, principalmente na pós-menopausa, evitando o sobrepeso e a obesidade.

Estudos observacionais sugerem que a atividade física regular tem efeito protetor, principalmente quando é realizada por mais de quatro horas semanais. O consumo rotineiro de bebidas alcoólicas está associado ao aumento do risco para a doença. O alto consumo de fitoestrogênios (frutas frescas, verduras e óleos vegetais) também tem sido relatado como protetor, desde que consumidos na infância. Não há evidência científica de aumento do risco de câncer de mama com o uso de desodorantes ou outros cosméticos axilares.

Não há dados científicos que indiquem o uso de aspirina, vitamina D ou chá verde como protetores. O uso de tamoxifeno ou raloxifeno como quimioprotetor pode ser recomendado em casos individualizados na pós-menopausa. Não há vacina para proteger do câncer de mama.

16. O câncer de mama tem cura?

ÁLVARO MACHADO

O câncer de mama tem cura, assim como praticamente todos os outros cânceres. Entretanto, a cura está relacionada de modo direto ao diagnóstico precoce e à qualidade do tratamento recebido. Quanto mais precoce for o diagnóstico, maior é a chance de o tratamento ser curativo; ou seja, quanto menor for o estádio da doença, maior será a chance de cura.

causas do câncer de mama e fatores de risco

O estádio é definido de acordo com o tamanho do tumor e se existe ou não disseminação da doença para outras partes do corpo (metástases). Para cada 1 mm de tamanho do tumor, a cura cai em 1%. Nos casos em que a doença se espalhar para os linfonodos (gânglios) da axila, a chance de cura depende do número de linfonodos comprometidos.

O acesso, a rapidez e a qualidade dos tratamentos são importantes fatores para a chance de cura. A disseminação da mamografia e dos tratamentos complementares à cirurgia, como quimioterapia adjuvante, hormônio e radioterapia, tem reduzido drasticamente a mortalidade pelo câncer de mama nos países desenvolvidos.

Mesmo quando o tratamento não for curativo, ele é fundamental para prolongar a vida e proporcionar sua melhor qualidade para a mulher.

17. Apareceu um caroço no peito do meu filho de 16 anos. Homens também têm câncer de mama? E como eles podem se prevenir? Têm de fazer mamografia também?

CRISTIANE PETRARCA

Homens podem ter câncer de mama, mas é patologia rara nessa população. A incidência é de 0,8%, representando apenas 0,17% de todos os tumores malignos masculinos. Nódulos mamários em homens merecem investigação, principalmente quando apresentam consistência dura e não doem ao toque. A

tudo o que você sempre quis saber sobre o câncer de mama

investigação inicial é feita com exame físico realizado por médico habilitado e, nesses casos, a mamografia é de grande auxílio.

No entanto, a mamografia não deve ser utilizada como método de rastreamento (preventivo) em homens. Em nódulos considerados suspeitos, a realização de biópsia para confirmação de câncer é de suma importância. Homens com diagnóstico de síndrome de Klinefelter, isto é, que apresentam mamas aumentadas e testículos não desenvolvidos em decorrência de um erro genético (por possuírem um cromossomo X adicional), têm 50 vezes mais risco de câncer de mama quando comparados à população masculina sem a síndrome, sendo o principal fator de risco em homens.

Idade avançada, ascendência judia Ashkenazi, história familiar de câncer de mama, mutações no gene *BRCA 2*, histórico de radioterapia na região do tórax e doenças hepáticas crônicas (cirrose e alcoolismo) também são fatores de risco importantes. A prevenção é feita com exame clínico das mamas em casos de alto risco.

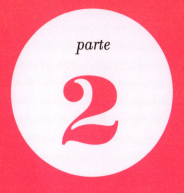

MITOS E VERDADES SOBRE O CÂNCER DE MAMA

1. Existe associação entre o uso de sutiã apertado e o desenvolvimento do câncer de mama?

CARLOS BEATO

Não existe associação entre o uso de sutiã apertado e o desenvolvimento do câncer de mama.

Há algum tempo está circulando um e-mail com *slides* sobre o perigo do uso de sutiã apertado. Até mesmo em revistas femininas já foram publicadas outras inverdades sobre os perigos do uso de sutiãs pelas mulheres, em decorrência de um suposto aumento do risco do desenvolvimento de câncer de mama que seria causado pelo acessório.

Essa teoria é infundada e já foi contestada por especialistas no mundo todo, sendo oficialmente repudiada pela American Cancer Society, pelo Instituto Nacional da Saúde Americano e pelo National Cancer Institute. Portanto, não há relação entre o uso de sutiã apertado e o risco de desenvolvimento do câncer de mama. Os fatores de risco comprovadamente associados a esse câncer são: idade avançada, história familiar de câncer de mama, obesidade, menarca precoce, menopausa tardia e uso de reposição hormonal (reposição de hormônios femininos após a menopausa).

O uso do sutiã apertado, de fato, não é recomendado, porque é desconfortável. Alguns fisioterapeutas alertam que pode até levar a uma alteração postural, visto que a mulher tende a colocar os ombros para a frente a fim de aliviar o desconforto. Além disso, sutiãs muito apertados podem limitar o movimento da caixa torácica, prejudicando a respiração.

O sutiã é um amigo do peito! Ele deve abraçar a mulher de forma confortável, promovendo proteção e sustentação e contribuindo para uma boa aparência.

2. Amamentar protege contra o câncer de mama?

CARLOS BEATO

Sim, a amamentação protege contra o câncer de mama. Vários estudos científicos comprovaram que a amamentação reduz o risco de desenvolvimento de câncer de mama, provavelmente porque diminui os níveis de alguns hormônios relacionados ao câncer no sangue das mães.

Amamentar por mais de doze meses, de forma contínua ou não, reduz o risco de desenvolvimento do câncer de mama em 5%. Assim, uma mãe pode amamentar dois bebês, cada um por seis meses ou mais, ou apenas um bebê, por doze meses ou mais.

Quanto maior o tempo em meses de amamentação, maior é a proteção. A Organização Mundial da Saúde (OMS) recomenda que as mães alimentem seus filhos exclusivamente com leite materno até os 6 meses de idade e continuem a oferecer a amamentação paralelamente a outros alimentos até os 2 anos de idade.

É essencial saber que a amamentação não impede o surgimento do câncer de mama, embora seja uma medida de prevenção muito importante. Os demais exames de prevenção nunca devem ser abandonados.

3. O estresse causa câncer de mama?

ELISA MARIA PARAHYBA CAMPOS

IVETE S. YAVO

Quando se fala nas causas do aparecimento do câncer de mama, deve-se lembrar que, atualmente, os estudos sobre o tema apontam na direção da associação de vários fatores; entre eles, fatores psicológicos, sociais, genéticos, nutricionais, etc. Dessa forma, muitas pesquisas vêm sendo realizadas para entender as relações entre o câncer e o estresse, considerando que, nas grandes cidades, as pessoas são, o tempo todo, submetidas a situações estressantes por conta da violência urbana, do trabalho, de perdas e até mesmo da enorme cobrança para o cumprimento de padrões morais e de conduta.

Comprovadamente, em muitos casos, há importante relação entre níveis elevados de estresse e aparecimento do câncer de mama. Isso mostra que elevados níveis de estresse emocional podem levar a uma supressão do sistema imunológico, causando aumento na sobrevida de células anormais e favorecendo, assim, o aparecimento de doenças como esse câncer.

4. Tomar anticoncepcional oral pode causar câncer de mama?

LUIS ALBERTO SCHLITTLER

O câncer de mama é a segunda neoplasia em incidência na população feminina, com mais de 1,1 milhão de casos/ano e com aproximadamente 410 mil mortes/ano no mundo. A relação dessa doença com hormônios é um fato bem conhecido há várias décadas. A associação entre o anticoncepcional hormonal e o câncer de mama tem sido muito debatida, mas, até o momento, não há um consenso. Ainda é controversa a possibilidade de que o emprego de pílulas anticoncepcionais, hoje com concentração hormonal muito baixa, favoreça o desenvolvimento do tumor.

Alguns estudos sugerem aumento da incidência quando adolescentes utilizam o método por mais de dez anos. Outros demonstram não haver correlação e alguns até sugerem que existe um papel protetor no uso da pílula anticoncepcional.

Atualmente, não se contraindica o uso da pílula anticoncepcional para mulheres saudáveis. Entretanto, quando uma mulher já foi tratada para câncer de mama, não é recomendado utilizar medicamentos anticoncepcionais orais, sugerindo-se métodos não hormonais, como o dispositivo intrauterino (DIU).

5. Usar desodorante antiperspirante causa câncer de mama?
LUIS ALBERTO SCHLITTLER

Antitranspirantes ou antiperspirantes são produtos usados para diminuir a transpiração. A diferença entre desodorante e antitranspirante é que o primeiro serve para evitar o odor, enquanto o segundo é responsável por reduzir o suor.

Os antitranspirantes possuem em sua fórmula sais de alumínio e derivados, o que leva muitas pessoas a questionar se esses componentes, em contato com o corpo, propiciam o desenvolvimento do câncer de mama. Outra questão é o fato de a maior incidência desse tumor ocorrer no quadrante superior da área

tudo o que você sempre quis saber sobre o câncer de mama

do peito, local utilizado para a aplicação do produto, onde estão localizados os nódulos linfáticos.

Na verdade, a maior incidência de câncer nessa região deve-se à grande quantidade de tecido mamário, o que aumenta proporcionalmente as chances de desenvolvimento da doença, e não à utilização de produtos na axila.

A Agência Nacional de Vigilância Sanitária (Anvisa) enfatiza que não existem, até o momento, dados significativos na literatura científica que relacionem os antitranspirantes com a incidência de câncer de mama. Além disso, ainda não há estudos suficientes que comprovem a associação positiva entre a exposição e a presença de danos no DNA que poderia levar ao câncer.

Os desodorantes antiperspirantes podem irritar a pele e, não raramente, causar o desenvolvimento de uma infecção chamada hidradenite supurativa, que se inicia na glândula sudorípara (glândula que produz o suor) na axila ou na região inguinal. Essa infecção aparece como um nódulo avermelhado e doloroso, semelhante a um furúnculo. Por se apresentar inicialmente como um nódulo, pode causar alarde até que seja diagnosticado corretamente pelo médico.

Os principais fatores de risco para câncer de mama são: idade, histórico familiar, obesidade, alimentação inadequada e tabagismo. As ações mais efetivas que as mulheres podem adotar para sua proteção são submeter-se todos os anos ao exame clínico e fazer mamografia periodicamente. Embora não previnam o câncer de mama, essas atitudes com certeza aumentam as chances de detectá-lo precocemente, quando é mais fácil de ser tratado.

6. Fumar e consumir bebidas alcoólicas causam câncer de mama?

DIOCÉSIO ALVES PINTO DE ANDRADE

A associação do consumo de álcool ao risco aumentado para câncer de mama tem sido um achado consistente nas últimas décadas. Já a correlação com o hábito de fumar ainda não está tão bem estabelecida, embora nos últimos quatro anos os estudos tenham demonstrado maior tendência a confirmar esse risco.

A associação entre o hábito de ingerir bebidas alcoólicas e o desenvolvimento do câncer de mama está relacionada a aumento dos níveis de estrogênio endógeno em mulheres etilistas, ingestão insuficiente de folato e aumento da suscetibilidade da glândula mamária ao desenvolvimento do câncer por meio de um potencial maior de dano ao DNA celular pelo consumo de álcool. Algumas evidências sugerem que o risco excessivo seria diminuído pela ingestão adequada de ácido fólico, que atuaria como um fator de proteção ao dano no DNA celular.

Os estudos epidemiológicos realizados até o início dos anos 2000 nunca conseguiram provar uma relação direta entre o tabagismo e o risco aumentado de desenvolvimento do câncer de mama. Acreditava-se que alguns resultados conflitantes de estudos individuais e menores estavam contaminados pelo efeito simultâneo do álcool. Contudo, nos últimos quatro anos, surgiram evidências que comprovam o risco aumentado de câncer de mama em decorrência do tabagismo, sobretudo em mulheres que iniciaram o hábito de fumar antes da primeira gestação ou que fumaram por longo período de suas vidas. Esse risco pode atingir valores de 10 a 30%, quando comparado ao de mulheres que nunca fumaram.

Assim, estimula-se o abandono do tabagismo e do etilismo, com o intuito de diminuir o risco de câncer de mama.

7. É verdade que mulheres obesas têm maior risco de ter câncer de mama? Por quê?

DIOCÉSIO ALVES PINTO DE ANDRADE

Sim, é verdade. Atualmente, a obesidade constitui uma epidemia, sendo considerada fator de risco para inúmeras doenças, como infarto agudo do coração, diabetes, distúrbios do colesterol e inúmeros cânceres, entre os quais está o câncer de mama.

As mulheres obesas que apresentam maior risco de desenvolver câncer de mama são as que se encontram na pós-menopausa. A explicação está no fato de uma maior taxa de produção de hormônios (principalmente o estrógeno) ocorrer no tecido adiposo em excesso dessas pacientes. Os tecidos tumorais que contêm receptores hormonais são expostos à maior concentração desses hormônios, estimulando o crescimento e a progressão do câncer de mama.

Além de ser um fator de risco para o diagnóstico de câncer de mama, a obesidade também o é para critérios de pior prognóstico dessa doença, como o desenvolvimento de metástases a distância e a morte relacionada ao tumor. Considera-se que a obesidade aumenta em 2,5 vezes o risco de desenvolvimento do câncer de mama quando se comparam dois índices de massa corporal (menor que 22,6 e maior que 31,1). A magnitude da diferença observada no risco de recorrência entre mulheres obesas e magras é comparável à diferença alcançada pelo uso sistêmico de quimio e hormonoterapia.

Mudanças na dieta e aumento na atividade física diária são estratégias na prevenção do câncer de mama e de outros tumores. A prática de atividade física regular (4 a 5 horas/semana) pode reduzir em 15 a 50% o risco de desenvolver esse tumor.

8. Os hormônios naturais (isoflavonas) protegem contra o câncer de mama?

BRUNO FERRARI

Desde que estudos revelaram que a incidência de câncer na população oriental é menor graças ao consumo de isoflavonas (substâncias presentes principalmente na soja e em seus derivados, denominadas fitoestrógenos, por apresentarem semelhança estrutural com os hormônios estrogênios, encontrados em maior concentração nas mulheres), muitas pessoas passaram a incluí-las em seu cardápio. Diversos estudos visam a demonstrar os efeitos benéficos do consumo da isoflavona na prevenção do câncer de mama, discutindo as possibilidades de proteção contra o desenvolvimento desse câncer, proporcionada por isoflavonoides provenientes da soja.

A importância da dieta na abordagem do câncer de mama já é reconhecida; porém, os componentes alimentares quimiopreventivos necessitam ser mais bem fundamentados. As evidências científicas em relação aos efeitos benéficos do consumo das isoflavonas na prevenção do câncer de mama são baseadas em estudos experimentais e epidemiológicos que sugerem que uma alimentação rica em isoflavonoides pode ser um fator de proteção contra o desenvolvimento do câncer de mama. No entanto, algumas evidências demonstram que a genisteína (também presente nos grãos de soja) favorece o desenvolvimento tumoral mamário. Assim, é necessário realizar outros estudos, tanto em animais quanto em seres humanos, para que seja feita a elucidação dos reais mecanismos das isoflavonas sobre a glândula mamária.

Diante das controvérsias encontradas, pesquisas nessa área devem ser estimuladas, já que é reconhecida a necessidade de esclarecimento sobre os mecanismos de ação das isoflavonas, bem como das quantidades de ingestão dessa substância.

9. Durante a realização da mamografia, devo solicitar o colar de proteção contra radiação para evitar o aparecimento de câncer de tireoide?

BRUNO FERRARI

Estudos têm confirmado a importância da mamografia na redução da mortalidade por câncer de mama. Por outro lado, há uma preocupação sobre os efeitos que a radiação ionizante pode trazer ao organismo. A discussão sobre o aumento do câncer de tireoide nas pacientes submetidas ao rastreamento mamográfico tem causado ansiedade entre as mulheres. Sobre isso, alguns pontos devem ser esclarecidos:

- a alusão ao aumento da incidência do câncer de tireoide em virtude da mamografia é feita sem bases científicas, pois há diversos estudos demonstrando que esse exame não expõe a tireoide a doses de radiação consideradas nocivas;
- de acordo com o texto publicado pela Agência Internacional de Energia Atômica (AIEA) em 2011, na mamografia moderna, há uma exposição insignificante de outros locais sensíveis à radiação além da mama. O principal valor da utilização do vestuário de proteção contra radiações é psicológico. Esse vestuário não é recomendado como rotina, devendo ser fornecido apenas a pedido da paciente. Tanto cálculos quanto medidas mostram que a quantidade de radiação que atinge a tireoide durante a mamografia é insignificante.

É importante informar que a utilização dos protetores pode, até mesmo, atrapalhar o resultado, pois, se não forem bem colocados, sua imagem pode sobrepor-se à imagem da mama, sendo necessário repetir o exame.

10. Existe relação entre a alimentação e o desenvolvimento de câncer de mama? É verdade que alguns alimentos (como linhaça, mamão, nozes e soja) impedem seu aparecimento?

DÉBORA LA REGINA

Muitos componentes da alimentação têm sido associados ao processo de desenvolvimento do câncer não só de mama, mas também de intestino, esôfago, estômago e próstata.

tudo o que você sempre quis saber sobre o câncer de mama

Alguns tipos de alimentos, se consumidos regularmente durante longos períodos, parecem fornecer o ambiente que a célula cancerosa necessita para crescer e se multiplicar. Esses alimentos devem ser evitados ou consumidos com moderação. Nesse grupo, estão alimentos ricos em gorduras, como carnes vermelhas, frituras, molhos com maionese, leite e derivados integrais, bacon, presunto, salsichas, linguiças, mortadela, etc. Outros alimentos, no entanto, podem ter efeito protetor no organismo, pois contêm compostos bioativos capazes de desempenhar diversos papéis em benefício da saúde humana.

A soja em grãos e seus derivados (farinha, missô, tofu e leite de soja) são ricos em isoflavonas, compostos capazes de influenciar vários acontecimentos associados ao crescimento descontrolado das células cancerosas. É importante lembrar que os benefícios das isoflavonas dependem da quantidade de soja e de seus derivados consumidos na dieta, bem como da idade em que se inicia seu aporte alimentar. A linhaça e as nozes contêm ômega-3, um ácido graxo poli-insaturado ("gordura boa") essencial na fabricação de moléculas anti-inflamatórias, que fortalecem o sistema imunológico e previnem o desenvolvimento do câncer. O mamão, por sua vez, contém licopeno, o pigmento avermelhado de muitas frutas e legumes.

O licopeno é um composto antioxidante que pode prevenir diversas reações indesejáveis no organismo. Contudo, sua propriedade anticâncer ainda é pouco conhecida, sendo necessária ainda a realização de mais estudos conclusivos.

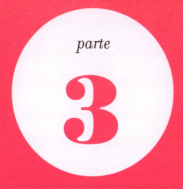

DIAGNÓSTICO DO CÂNCER DE MAMA

tudo o que você sempre quis saber sobre o câncer de mama

1. Como devo fazer o autoexame das mamas? O que é autocuidado das mamas?

SUSANNE CROCAMO

O autoexame das mamas deve ser realizado uma vez por mês. Para as mulheres que menstruam, o melhor momento é o 7° dia após o início da menstruação, quando as mamas já não estão tão inchadas ou doloridas. Para as mulheres que estão na menopausa ou que retiraram o útero, pode ser escolhido qualquer dia do mês (p.ex., todo dia 5).

O autoexame das mamas é composto de duas etapas:

1. Ficar em pé, com os braços soltos ao lado do corpo, com a coluna reta, olhando de frente para o espelho, deve-se observar as mamas com atenção à forma, à cor e à textura da pele e verificar se há marca do sutiã em somente uma das mamas, pois isso pode significar que essa mama está inchada. As mesmas observações devem ser feitas com as mãos na cintura e com os braços elevados atrás da cabeça.

2. Tocar as mamas, de preferência no banho e ensaboadas, para que os dedos deslizem mais facilmente. Ficar com a coluna reta e colocar o braço atrás da nuca, com a ponta dos dedos, e, de forma delicada, mas firme, deve-se percorrer todas as áreas da mama em movimentos circulares de fora para dentro, procurando por alterações na pele ou caroços. Usar a mão direita para examinar a mama esquerda e vice-versa. As axilas também fazem

parte do autoexame das mamas, devendo ser examinadas da mesma forma.

O mesmo autoexame das mamas e axilas deve ser feito na posição deitada de costas, colocando um travesseiro embaixo do ombro direito e, com a mão esquerda, examinando toda a mama e axila direita. Depois, o processo deve ser invertido, fazendo o mesmo com a mama e axila opostas. Por último, apertam-se delicadamente os mamilos, observando se sai algum líquido.

O autocuidado das mamas inclui o autoexame mensal, o exame clínico feito por um médico, a realização de mamografia periódica, de acordo com a idade e o risco pessoal de desenvolvimento de câncer, e o cuidado do corpo como um todo, por meio de alimentação saudável, da prática de exercícios físicos regulares e adequados, da atenção em relação ao peso, da não ingestão de bebidas alcoólicas em excesso e da eliminação do hábito de fumar.

2. Faço o autoexame com frequência (apalpando à procura de caroços) e não tenho percebido nada de diferente. Preciso fazer a mamografia mesmo assim?

SUSANNE CROCAMO

Sim. O autoexame é muito importante para que você conheça suas mamas e possa notar qualquer alteração visível ou palpável, mas não substitui a mamografia, que é capaz de revelar tumores impalpáveis, ou seja, que estão em um estágio muito inicial de desenvolvimento.

tudo o que você sempre quis saber sobre o câncer de mama

Quanto mais precoces são a identificação e o tratamento do câncer de mama, maiores serão as chances de cura e redução da mortalidade. Por isso, é fundamental a realização da mamografia periódica, de acordo com a sua idade e o risco pessoal de desenvolvimento de câncer, independentemente da realização mensal do autoexame.

3. Qual é o melhor exame para diagnosticar o câncer de mama?

EDUARDO CRONEMBERGER

A mamografia anual é o melhor exame para mulheres com idade entre 50 e 69 anos para diagnóstico precoce de neoplasias de mama, mesmo que não haja fatores de risco associados. Os fatores de risco, em ordem decrescente, são: mamas extremamente densas; um ou mais parentes de primeiro grau afetados por neoplasia de mama, principalmente se esse parente tiver sido diagnosticado com menos de 50 anos; biópsias prévias de mama; e câncer de mama em parentes de segundo grau.

A orientação para mulheres entre 40 e 49 anos é controversa. Recomendações internacionais sugerem que as mulheres nessa faixa etária devem realizar mamografia anual e ser orientadas sobre o autoconhecimento das mamas e os exames médicos anuais. Sugerem também que, para mulheres entre 20 e 39 anos, é suficiente um exame médico a cada 3 anos, além de orientações sobre autoconhecimento das mamas.

A recomendação brasileira também orienta que a mamografia de rastreamento deve incluir mulheres entre 50 e 69 anos.

diagnóstico do câncer de mama

Para aquelas entre 40 e 49 anos, indica-se apenas exame médico anual, sendo a mamografia reservada apenas para casos em que se constata alguma alteração suspeita.

Apesar de legalmente autorizada, ainda há controvérsia, no Brasil, sobre a indicação formal de mamografia para rastreamento nessa faixa etária. Recomenda-se mamografia anual para mulheres acima de 35 anos com fatores de risco.

Existe controvérsia, também, sobre a mamografia poder ser feita a cada dois anos, não havendo consenso quanto a essa recomendação. Alguns estudos sugerem que a ultrassonografia combinada à mamografia pode ser de grande ajuda em casos de pacientes com mamas muito densas e naquelas de alto risco. A mamografia digital pode favorecer pacientes jovens ou com mamas muito densas.

Na população geral de mulheres acima dos 50 anos, o melhor exame para diagnosticar o câncer de mama é a mamografia convencional anual. A mamografia digital associada à ultrassonografia anual (ou a cada dois anos) pode ser utilizada em pacientes entre 40 e 49 anos.

4. Fiz um exame chamado ecografia mamária que mostrou vários cistos (microcistos) espalhados em ambas as mamas. Isso é câncer?

EDUARDO CRONEMBERGER

A eco ou ultrassonografia mamária é um exame complementar muito utilizado no diagnóstico e no acompanhamento das mais diversas patologias mamárias. Pela disseminação do seu uso, é comum que alguns achados desse exame gerem consultas ao médico ginecologista ou mastologista.

Os microcistos de mama são achados ecográficos geralmente assintomáticos (sem sintomas ou sinais clínicos). Consistem em pequenas formações menores que 1 cm, cujas paredes são delimitadas pelos próprios ductos mamários e cujo conteúdo é líquido, não tendo qualquer associação com malignidade.

Os microcistos são alterações mamárias fisiológicas relacionadas à involução do tecido mamário com o decorrer do tempo, não se tratando, portanto, de câncer.

5. Como é feito o exame de mamografia? Com que idade tenho de começar a fazê-lo e com que frequência?

RODRIGO RIGO

A mamografia é um exame simples e rápido, que tem como objetivo detectar o câncer de mama precocemente, em uma fase subclínica (sem qualquer sintoma). A detecção precoce beneficia as mulheres com tratamentos menos agressivos e aumenta a possibilidade de cura (acima de 95% nos estádios iniciais).

A mamografia é realizada por um aparelho chamado mamógrafo, que utiliza os raios X para a visualização das estruturas internas da mama. Geralmente, são feitas duas radiografias de cada mama e, quando necessário, uma ou mais incidências complementares. A compressão das mamas pode trazer algum tipo de desconforto, mas é fundamental e, quando feita na fase adequada do ciclo menstrual, praticamente indolor.

diagnóstico do câncer de mama

Hoje em dia, as principais entidades médicas recomendam o início da mamografia para todas as mulheres a partir dos 40 anos de idade, anualmente, assim como o autoexame mensal e o exame clínico anual, realizado por um profissional treinado. Para as pacientes de alto risco para o câncer de mama, como aquelas com história familiar ou portadoras de mutação genética, recomenda-se realização de mamografia anual associada à ressonância magnética a partir dos 30 anos de idade ou dez anos antes da idade da parente mais próxima acometida com câncer de mama (porém não antes dos 25 anos de idade).

6. Ouvi falar sobre mamografia 3D. Existem tipos diferentes de mamografia? Qual é o melhor tipo?

RODRIGO RIGO

Na atualidade, a mamografia pode ser feita com técnica convencional (ou analógica), digital (podendo ser CR ou DR) e 3D (ou tomossíntese mamária). A mamografia convencional é realizada por meio da passagem do raio X pela mama, sensibilizando um filme que é revelado e, então, interpretado pelo médico. Vários estudos feitos em cerca de 500 mil mulheres demonstraram sua eficácia na detecção precoce do câncer de mama e consequente redução da mortalidade (25 a 30%) nas mulheres submetidas ao rastreamento regular.

A mamografia digital é um sistema no qual o filme é substituído por detectores que convertem o raio X em sinal elétrico, podendo ser analisada em monitores. Os termos CR e DR são usados para diferenciar os tipos de detectores, sendo CR sinônimo de radiografia computadorizada e DR, de radiografia digital.

O sistema CR utiliza um detector intermediário que estoca a imagem latente, a qual é subsequentemente processada por um sistema de *laser* e enviada ao monitor. Isso pode ser facilmente adaptado ao sistema convencional que usava tela-filme. Já o sistema DR faz a leitura imediata do raio X transmitido para o monitor. Vários estudos demonstraram que a mamografia digital apresenta uma acuracidade semelhante à analógica para a população geral, indicando melhores resultados para pacientes jovens e com mamas densas.

A mamografia 3D ou tomossíntese mamária é uma evolução da mamografia digital, na qual são realizadas cerca de 25 a 50 incidências radiográficas de cada mama, podendo ser analisadas por meio de reconstrução nas estações de trabalhos. Vários estudos demonstraram resultados promissores, porém ainda não existem grandes pesquisas para demonstrar a eficácia na população geral.

7. Li no laudo da minha mamografia o termo BI-RADS®. O que isso significa?

KARLA EMERENCIANO

BI-RADS® é a sigla de Breast Imaging-Reporting and Data System, nome de um sistema usado para padronizar os resultados encontrados na mamografia. Assim, todos os laudos da mamografia são descritos da mesma forma. Esse sistema leva em

diagnóstico do câncer de mama

consideração algumas características da lesão na mama e classifica os achados do exame em categorias que variam de o a 6. Isso permite que o médico planeje a próxima conduta a ser tomada.

A seguir, estão descritas as categorias do sistema BI-RADS®:

0. Avaliação incompleta: não foi possível chegar a uma conclusão em relação à causa da lesão e que é necessária a realização de outros exames investigativos, como a ultrassonografia, para avaliar melhor a mama.

1. Avaliação normal: a mama está normal e o controle deve ser feito de forma convencional (isto é, realização periódica convencional da mamografia).

2. Avaliação benigna: significa que se trata de uma lesão benigna e que o controle deve ser feito de forma convencional (isto é, realização periódica convencional da mamografia).

3. Avaliação provavelmente benigna: possivelmente se trata de uma lesão benigna, mas isso não pôde ser totalmente confirmado, sendo necessária a realização de mamografias de forma mais frequente, ou seja, em curto prazo.

4. Avaliação com suspeita de anormalidade: a lesão pode ser maligna e é necessária a realização de biópsia para confirmação.

5. Avaliação altamente suspeita de malignidade: provavelmente se trata de um tumor e, por isso, deve ser realizada biópsia ou cirurgia.

6. Avaliação de câncer já comprovado: confirmação de um tumor na mama.

A classificação das lesões de mama pelo sistema BI-RADS® evita a realização de biópsias desnecessárias.

8. Tenho próteses de silicone. Elas podem se romper ou se deslocar durante a realização da mamografia? Vai doer para fazer esse exame?

KARLA EMERENCIANO

A mamografia pode ser feita normalmente e de forma segura em mulheres com prótese de silicone. As próteses não vão se romper ou se deslocar, mas é importante que você informe que as possui antes da realização do exame, pois, neste caso, será necessário usar técnicas específicas, com a compressão adequada da mama para que ela seja bem examinada.

A presença de próteses pouco altera a capacidade da mamografia de detectar alterações na mama, pois apenas cerca de 10% do tecido mamário não poderá ser analisado por meio das técnicas específicas desse exame. Entretanto, se os implantes forem muito grandes, pode ser difícil realizar a compressão adequada da mama, de modo que a qualidade do exame ficará prejudicada.

Outros exames podem ser indicados para auxiliar na avaliação da mama de pacientes com próteses de silicone, como a ultrassonografia e a tomografia.

Em relação à sensibilidade, não há aumento da dor pela presença da prótese, mas pode haver certo desconforto durante a

diagnóstico do câncer de mama

realização da manobra de Eklund, quando a prótese é empurrada para trás para que somente o tecido mamário seja radiografado.

Mulheres com próteses de silicone devem realizar o rastreamento do câncer de mama (mamografia) com a mesma periodicidade que mulheres que não possuem próteses.

9. Na aula de natação, senti uma dor ao movimentar o braço direito e percebi que tenho uma íngua. Pode ser câncer? O que eu tenho de fazer?

JOSÉ GETÚLIO MARTINS SEGALLA

A melhor forma de esclarecer essa dúvida é consultando um médico. Procure seu mastologista ou clínico.

Os nódulos linfáticos (linfonodos), popularmente chamados de "íngua", são órgãos que participam da defesa do organismo, situando-se estrategicamente nos locais ou pontos de drenagem da linfa, como axilas, virilha e pescoço. Em geral, diante de uma agressão sofrida pelo organismo (bactérias, vírus, substâncias químicas ou traumas), esses nódulos rapidamente (horas ou dias) aumentam de tamanho e ficam sensíveis ao toque, podendo até doer se o crescimento for abrupto ou se o processo inflamatório for muito intenso. Na maioria das vezes, regridem espontaneamente ao tamanho original uma vez cessada a causa.

Os linfonodos podem ser tanto acometidos por câncer iniciado nas próprias células, denominado "linfoma", quanto originados em outros órgãos, como as mamas – nesse caso, é chamado metástase linfática. O crescimento tumoral costuma ser lento e progressivo (semanas ou meses) e não regride sem tratamento específico. O nódulo muda sua consistência de elástica (mole) para pétrea (dura) e, geralmente, não é sensível ou doloroso.

O médico que tem conhecimento desses diferentes comportamentos clínicos terá condições de diagnosticar rapidamente os casos de câncer ou orientar para aguardar a evolução natural, nos casos cujas causas são infecciosas ou inflamatórias.

10. Tenho um nódulo benigno na mama. O médico me pediu para fazer acompanhamento a cada seis meses. Não seria melhor fazer logo a biópsia?

ELIAS ABDO

A maioria dos nódulos mamários é benigna, principalmente em mulheres jovens. Existem critérios clínicos e de imagem que sugerem a benignidade dos nódulos; quando o médico recomenda o seguimento semestral, a paciente deve obedecer a orientação, pois é muito importante que a reavaliação seja feita pelo mesmo profissional, já que ele terá melhores parâmetros para observar a evolução do caso.

Muitas vezes, por ansiedade da paciente e insegurança do médico, acabam-se realizando biópsias desnecessárias e que não contribuem para o diagnóstico e a evolução do caso, gerando procedimentos dolorosos e não isentos de riscos, como sangramentos e formação de hematomas que podem dificultar avaliações por imagem posteriores.

diagnóstico do câncer de mama

Se, no período recomendado, ocorrerem alterações como crescimento rápido do nódulo em pouco tempo ou alterações na pele, como retração, ferida ou vermelhidão, a paciente deve procurar o médico o mais breve possível e não aguardar os seis meses. Entende-se que, em algumas ocasiões, é difícil permanecer em seguimento de um nódulo na mama, mas, como dito anteriormente, muitas vezes eles são benignos e não necessitam de biópsias ou cirurgias, desde que apresentem os critérios clínicos e de imagem de benignidade.

11. Meu médico disse que apareceu um nódulo "suspeito" na mamografia (e ele não é palpável). Que exame devo fazer para saber se é câncer ou não?

ELIAS ABDO

Os achados de lesões não palpáveis são observados principalmente nas mulheres que fazem mamografia de rotina e devem ser investigados de acordo com as alterações e/ou características radiológicas que apresentam. É importante lembrar que 70% dessas lesões têm características de benignidade ou de lesões que precedem o câncer invasivo da mama.

Geralmente, o médico pode solicitar exames complementares, como magnificação da imagem, ultrassonografia e/ou ressonância magnética das mamas, mas, se as características forem suspeitas de malignidade, recomenda-se biópsia estereotáxica, que nada mais é do que a marcação por clipe ou fio de metal da área alterada, para que o cirurgião possa localizá-la e retirá-la durante a cirurgia para ter certeza de que a área suspeita foi extraída. Nesses casos, não se recomenda o exame anatomopatológico de congelação, isto é, quando o patologista tenta definir na hora se o material extraído é maligno ou não, pois é muito pouco provável que se consiga esse diagnóstico sem um estudo de todo o material retirado, chamado parafina, que necessita de um preparado especial que pode levar alguns dias.

Quando se confirma que é câncer, a maioria dos casos é de doença inicial, com grandes chances de cura. Por isso, recomenda-se a mamografia de rotina, com a finalidade de diagnóstico precoce de câncer.

12. Tenho de fazer uma punção orientada por imagem de um nódulo de mama. O que é isso? Dói? Pode ter alguma complicação?

YENI NERON

A punção (biópsia) do nódulo de mama guiada por imagem é um procedimento indicado para ajudar no diagnóstico de uma lesão não palpável, benigna ou maligna, e consiste na retirada de um fragmento da lesão para ser estudada em laboratório. Pode ser guiada por mamografia, ultrassonografia ou ressonância magnética, utilizando uma agulha fina (punção com agulha fina = PAAF) ou uma agulha grossa (*core biopsy* e mamotomia).

A punção por agulha fina guiada por ultrassonografia ou mamografia é um procedimento simples e indolor, realizado com a paciente deitada. Após a desinfecção da pele, são aspiradas

diagnóstico do câncer de mama

células do nódulo, que serão enviadas para exame em laboratório – o exame das células em laboratório chama-se exame citológico.

A punção por agulha grossa (*core biopsy*) permite uma avaliação da lesão com maior precisão. Esse exame é realizado com a paciente sentada ou deitada, com a mama imobilizada pelo aparelho de mamografia. Após anestesia local, o médico utilizará um aparelho, semelhante a uma pistola, que emite um som a cada disparo, mas não dói. Cada disparo coleta uma amostra do tecido, podendo ser necessários de 3 a 10 disparos para que as amostras coletadas sejam testadas em laboratório – o exame do tecido em laboratório chama-se histopatológico.

A mamotomia é outra técnica, que utiliza uma agulha grossa com aspiração a vácuo para retirada de amostras do tecido. É feito um pequeno corte na pele para facilitar a introdução da agulha para a coleta do material. O corte, feito com anestesia local, é tão pequeno que não é necessário dar pontos. É importante ficar imóvel durante o procedimento para que ele seja praticamente indolor.

As complicações, em geral, são discretas, incluindo:

- tontura se estiver sentada, melhorando logo ao deitar;
- sangramento na região puncionada, formando discreto hematoma;
- dor após o final do efeito do anestésico, que melhora com analgésicos comuns e gelo no local.

13. Na minha última mamografia, apareceram calcificações. O que isso significa? Devo me preocupar?

YENI NERON

As calcificações mamárias são pequenos depósitos de cálcio no tecido mamário. Elas aparecem com frequência na mamografia, como manchas brancas de tamanhos e formatos variados. Entretanto, é importante esclarecer sua causa, pois existem calcificações benignas e outras altamente suspeitas de câncer.

Em geral, as calcificações benignas são residuais, isto é, aparecem em suturas de cirurgia, por pequenos traumas ou mesmo pela calcificação de cistos. Ao aparecerem calcificações, deve-se procurar um mastologista ou oncologista para investigar sua causa, pois também podem significar câncer de mama em fase inicial, isto é, um câncer *in situ* (não invasivo) de mama, que, quando diagnosticado precocemente, tem alta chance de cura.

14. Fiz uma punção em um nódulo mamário e o diagnóstico é câncer. Tem risco de a doença ter se espalhado por causa dessa punção?

JOSÉ GETÚLIO MARTINS SEGALLA

Não, o exame de punção é seguro; consiste na retirada de células que são colocadas em uma lâmina e permite um diagnóstico rápido, agilizando o tratamento.

Em geral a punção é realizada com uma agulha fina, o que provoca um trauma mínimo nos tecidos. Pode causar um pequeno hematoma ou inchaço local, sem que seja preciso qualquer medida clínica para isso.

Quando o exame de punção é inconclusivo ou existe a necessidade de colher mais material tumoral para realização de outros exames, como os imuno-histoquímicos ou os marcadores hormonais tumorais, é feita a biópsia com agulha grossa (*true-cut*), que retira um pequeno fragmento do tumor, ou mesmo uma biópsia clássica com bisturi.

Embora mais traumáticos, esses procedimentos também não aumentam o risco de metástases ("de o câncer espalhar") e todos são de muita importância, pois o diagnóstico rápido e preciso permite a melhor programação terapêutica para cada paciente, visto que o início imediato do tratamento é a maneira mais correta de prevenir as metástases.

15. Fiz uma cirurgia plástica para diminuir o tamanho dos meus seios e apareceram nódulos endurecidos logo abaixo da cicatriz. Pode ser câncer?

ANTONIO FRASSON

Existe uma alteração muito frequente associada à realização da mamoplastia redutora, chamada necrose gordurosa.

A necrose gordurosa consiste em alteração benigna resultante de morte do tecido gorduroso da mama, que pode ocorrer após manipulação (cirurgia). Também chamada esteatonecrose, resulta no desenvolvimento de nódulo firme e fixo aos tecidos vizinhos, podendo, portanto, ser confundida com câncer de mama.

Seu diagnóstico deve ser feito sempre pelo médico para que se descarte a presença do câncer, sendo necessária, às vezes, a realização de uma biópsia.

16. Quais são os tipos de câncer de mama? Há algum mais perigoso?

GILBERTO AMORIM

Existem várias maneiras de classificar ou separar os diferentes tipos de câncer de mama, sendo importante destacar que não existem dois casos iguais.

Uma das maneiras é separar os tumores de acordo com sua extensão e disseminação:

- tumores invasores ou infiltrantes: podem, em alguns casos, invadir tecidos próximos da mama ou mesmo órgãos distantes (metástase);
- tumores não invasivos ou *in situ*: as células tumorais originam-se dentro dos ductos ou dos lóbulos (estruturas que fazem parte da anatomia normal das mamas), mas não invadem nem infiltram estruturas próximas e não são capazes de originar uma metástase.

Outra maneira de classificar os tumores da mama depende da avaliação de um pedaço do tumor após sua retirada por cirurgia – essa avaliação é feita em laboratório por um médico especialista, o patologista. Nessa análise, o especialista identifica a origem do câncer, se nos ductos mamários (carcinomas ductais – que são

diagnóstico do câncer de mama

os mais frequentes) ou nos lóbulos (carcinomas lobulares – segundo tipo mais frequente). Existem ainda muitos outros tipos, como medular, tubular, adenoide cístico, cribiforme, micropapilífero e coloide, que podem ter comportamentos clínicos muito diferentes.

Mais recentemente, com o conhecimento da biologia dos diversos tipos de tumores, eles têm sido classificados de acordo com a presença ou ausência de receptores hormonais e da proteína HER2 em quatro grupos:

- luminal A: tumores positivos para os receptores dos dois hormônios femininos (estrogênio e progesterona), mas não são agressivos, respondendo muito bem à hormonoterapia;
- luminal B: receptores hormonais positivos, mas não respondem tão bem à hormonoterapia e têm maior capacidade de proliferação;
- HER2 positivo: tipo especial de tumor de mama que apresenta uma proteína hiperexpressa (isto é, em quantidade maior que o normal) na superfície da célula tumoral. É mais agressivo, mas responde bem aos medicamentos "inteligentes" anti-HER2 (chamados drogas-alvo);
- triplo negativo: são casos especiais de tumores que não dependem do HER2 nem dos dois hormônios para se desenvolverem, podendo ter comportamento mais perigoso, até mesmo por existirem menos opções de tratamento, ainda que recebam cirurgia, quimioterapia e radioterapia. Muitas

tudo o que você sempre quis saber sobre o câncer de mama

pesquisas têm sido realizadas nesse grupo de tumores para identificar novas opções de tratamento.

Essas diferentes características têm de ser analisadas pelos especialistas, buscando individualizar cada vez mais o tratamento, que depende também de outras variáveis, como idade e presença de outras patologias concomitantes.

17. O que é câncer in situ da mama? A chance de cura é maior?

GILBERTO AMORIM

O câncer não invasivo ou _in situ_ apresenta células doentes que se originam dentro dos ductos ou dos lóbulos, estruturas que fazem parte da anatomia normal das mamas, mas não invadem ou infiltram estruturas próximas nem são capazes de originar metástase. Há uma espécie de membrana, chamada basal, que "segura" essas células dentro dos ductos ou dos lóbulos, não ocorrendo metástases nesses casos. É importante destacar que, em muitas situações, podem coexistir os dois tipos (o _in situ_ e o infiltrante ou invasivo), pois nem todas as áreas "degeneram" ao mesmo tempo. O tratamento é determinado predominantemente pelo componente invasor.

Pode ser dividido em dois tipos, intraductal e intralobular, e é considerado o câncer de mama mais precoce – estádio 0 –, quando não há qualquer área de invasão da membrana basal. Seu índice de cura chega próximo a 100% e seu tratamento é eminentemente local, com cirurgia e, conforme o caso, radioterapia. Não há razão para realizar quimioterapia nesses casos.

Em alguns casos, pode ser indicado um antiestrogênio em caráter preventivo, pois pode haver maior risco de desenvolvimento futuro de novos carcinomas *in situ* na mama oposta ou até na mesma mama, quando operada parcialmente. Com esses medicamentos, há uma redução da ordem de 50 a 60% nessa possibilidade, que já é pequena na maioria dos cenários.

18. Qual é a diferença entre câncer invasor e não invasor da mama?

GILBERTO AMORIM

A maior diferença está na capacidade de invadir ou infiltrar os tecidos adjacentes (próximos) ao tumor e atingir órgãos distantes do câncer. Com isso, sempre há chance de comprometimento dos linfonodos (gânglios) da região da axila e, conforme outras variáveis, risco de metástases em órgãos distantes, como fígado, ossos, pulmão, entre outros.

O fato de o câncer ser invasor ou infiltrante não quer dizer, necessariamente, que haverá metástase linfonodal (para os gânglios) ou a distância, pois o tumor ainda pode ser detectado e tratado precocemente.

O tratamento do câncer invasor é feito com cirurgia, mas pode incluir quimioterapia, que visa a reduzir a chance de uma recidiva (recaída), situação em que o câncer aparece de novo em órgãos até distantes da mama. O tratamento pode eliminar

tudo o que você sempre quis saber sobre o câncer de mama

células que tenham escapado do local em que o tumor se desenvolveu, podendo dar origem a essas metástases. Também pode incluir o uso de anti-hormônios e de remédios biológicos inteligentes específicos para o tipo de câncer de mama positivo para o HER2.

O tratamento do câncer não invasor é feito com cirurgia, radioterapia, em alguns casos, e anti-hormônios, como o tamoxifeno, em caráter preventivo (profilático).

19. O que é estadiamento da doença?

GILBERTO AMORIM

O estadiamento procura avaliar a extensão do câncer e, com isso, ajuda a definir seu prognóstico, que é a capacidade que os médicos têm de "prever" o comportamento clínico da doença, agrupando os diferentes casos em subgrupos. Para tanto, os médicos precisam realizar exames locais nas pacientes, a fim de verificar a extensão do câncer, bem como exames em outros órgãos, para avaliar a presença ou não de metástases a distância.

Internacionalmente, utiliza-se a convenção do TNM da União Internacional contra o Câncer (UICC):

- T: tumor (tamanho do tumor);
- N: nodal ou linfonodos (comprometimento ou não de gânglios);
- M: metástase, isto é, presença ou ausência de doença a distância.

diagnóstico do câncer de mama

Essa convenção é usada nos carcinomas de mama, os quais representam a quase totalidade dos casos.

O estadiamento pode ser clínico ou patológico.

O estadiamento clínico é feito, mesmo antes da cirurgia, por meio de exames que permitem a avaliação do tumor (T), do comprometimento dos linfonodos (N) e da presença ou ausência de metástases (M). Os exames mais comumente realizados são: radiografia ou tomografia do tórax (para avaliar presença de metástases nos pulmões), ultrassonografia (ou tomografia ou ressonância) de abdome (para avaliar presença de metástases no fígado) e cintilografia óssea (para avaliar presença de metástases nos ossos). Em casos excepcionais, o PET-Scan (ou PET-CT) pode ser usado nessa investigação. Esse exame é um tipo de tomografia mais sensível, pois utiliza uma injeção de marcadores com radioisótopos para identificar os tumores.

O estadiamento patológico é feito após a cirurgia pela análise do tumor retirado. Essa análise é realizada em laboratório, por um especialista (o patologista) que confirma o tamanho do tumor e o comprometimento ou não dos gânglios da axila. Mesmo com esse exame em laboratório (chamado anatomopatológico), é necessário realizar exames de imagem para verificar a presença (ou não) de metástases nos pulmões, fígado e ossos.

O estadiamento permite a classificação das fases da doença em estádios: 1, 2, 3 e 4 (sendo o estádio 4 a fase mais avançada da doença):

1. O carcinoma *in situ* puro é considerado estádio 0 (zero) pelo TNM, com quase 100% de cura.

2. Os tumores infiltrantes ou invasivos menores e mais localizados são classificados como estádio 1 (80 a 90% de chance) ou 2 – este último quando já há tumores com mais de 2 cm ou há comprometimento de algum gânglio axilar (60 a 80%).

3. No estádio 3, encontram-se tumores localmente avançados, que muitas vezes precisam de tratamentos antes da cirurgia para se tornarem operáveis (30 a 60%).

4. Finalmente, no estádio 4, a cura é improvável, pois já há doença em outros órgãos, mas é importante destacar que, com a melhoria dos tratamentos, vários pacientes apresentam sobrevida de muitos anos, com excelente qualidade de vida, em virtude da eficácia desses tratamentos.

20. Meu médico disse que está esperando o patologista liberar o laudo da minha cirurgia. Que laudo é esse? O que faz o patologista?

GILBERTO AMORIM

O patologista é o médico responsável por analisar o material retirado da mama e da axila durante o ato cirúrgico. Ele emite um laudo com o resumo e faz todo o trabalho que começa na cirurgia, com o exame de congelação durante o ato cirúrgico, e continua no laboratório, com a preparação de toda a peça para análise mais detalhada. É esse laudo que o cirurgião recebe alguns dias após a cirurgia, assinado pelo patologista. Ele libera

diagnóstico do câncer de mama

o exame anatomopatológico e, muitas vezes, o exame de imuno--histoquímica.

No exame anatomopatológico, o patologista: mede no microscópio o tamanho do tumor; se há componente invasivo e qual é o seu tamanho; se há componente *in situ* associado; o tipo do tumor, se carcinoma ductal ou outro tipo, como o lobular ou outros mais raros; o grau (usado nos ductais, o médico identifica, independentemente do tamanho, se o tumor é mais agressivo – GIII; de baixo grau de malignidade – GI; ou intermediário – GII); a presença ou não de metástase no linfonodo sentinela e, eventualmente, em outros linfonodos retirados, as margens cirúrgicas.

No exame imuno-histoquímico, entre outras características, o patologista pesquisa os receptores para hormônios femininos, a presença de uma proteína especial, chamada HER2 ou cerbB2, e, muitas vezes, um índice de proliferação chamado Ki67.

Essas informações são fundamentais para definir com precisão o tratamento oncológico adjuvante ou pós-operatório.

21. Como posso saber qual o grau do meu tumor?
CARLOS SAMPAIO

As células tumorais presentes no câncer de mama são originárias das células normais existentes na glândula mamária, que, por defeitos normalmente somados durante a vida, começam a proliferar sem controle, muitas vezes com novos defeitos, ocorrendo aleatoriamente nesse processo. Esses defeitos vão tornando a célula tumoral progressivamente diferente da célula mamária da qual teve origem.

Essa "diferença" entre a célula tumoral e a célula mamária original é graduada numericamente de 1 a 3, por meio do estudo anatomopatológico do tumor (exame realizado pelo patologista em laboratório com o material retirado na cirurgia ou biópsia da lesão). Portanto, é por meio dessa análise que se pode saber o grau de cada tumor. Os tumores são assim classificados, de acordo com seu grau:

1. Grau 1: as células do tumor são bem diferenciadas, isto é, essas células são bastante parecidas com as células normais e não estão crescendo rapidamente.
2. Grau 2: as células do tumor são moderadamente diferenciadas das células normais (possuem grau de agressividade intermediária).
3. Grau 3: as células do tumor são pouco diferenciadas, isto é, não possuem as mesmas características das células normais e tendem a crescer e se disseminar de modo mais agressivo.

Muitas vezes, esse achado pode ter impacto na decisão, por parte de seu médico, de qual a melhor opção para o tratamento de sua doença.

diagnóstico do câncer de mama

22. *O que são marcadores tumorais? Que tipo de exame é feito para identificá-los? Para que servem?*

CARLOS SAMPAIO

Os marcadores tumorais são substâncias produzidas tanto por células tumorais como por células normais e que são dosadas no sangue. Quando há grande quantidade dessas substâncias no sangue, pode significar a existência de um tumor, ou seja, os marcadores tumorais podem auxiliar na detecção do câncer. Existem vários marcadores tumorais, sendo cada um mais relacionado a um determinado tipo de tumor. No entanto, cada tipo de tumor pode ter mais de um marcador alterado. Por exemplo, o CA 15.3 é um marcador tumoral de câncer de mama – quando seus níveis estão elevados no sangue, pode indicar a presença de câncer de mama. Esse marcador pode ser utilizado no acompanhamento do câncer de mama: seus níveis elevados podem indicar recidiva ou ocorrência de metástases.

Como esses marcadores também podem ser produzidos por células normais, pode haver casos em que, mesmo elevados, não significam a presença de um câncer, e sim outras situações, como inflamações e cirurgias recentes.

Vale ressaltar que a interpretação da elevação dos níveis de marcadores tumorais no sangue deve ser feita em conjunto com o exame físico e outros exames de imagem, nunca de forma isolada.

23. O que são "receptores hormonais" e por que é importante realizar o exame para verificar a presença deles?

CARLOS SAMPAIO

As células tumorais podem ter vários estímulos para seu crescimento, e um dos mais importantes que está relacionado ao câncer de mama é o estímulo dos hormônios femininos (estrógeno e progesterona) circulantes no sangue. Os receptores hormonais são os locais em que os hormônios se ligam na superfície da célula tumoral para estimular seu crescimento. Nem todos os tumores da mama possuem os receptores hormonais e, portanto, nem todos são sensíveis ao estímulo hormonal.

A detecção da presença de locais de ligação (receptores) para esses hormônios na superfície da célula doente é o fator determinante para o diagnóstico da dependência hormonal dessas células (isto é, para definir se a célula tumoral é "alimentada" por esses hormônios). A imuno-histoquímica é o exame que avalia a presença ou ausência desses receptores (receptor hormonal positivo ou negativo). A avaliação dos receptores hormonais é importante para auxiliar na escolha do tratamento, pois o câncer de mama receptor hormonal positivo deve ser tratado por bloqueio hormonal (hormonoterapia).

24. O que quer dizer câncer de mama HER positivo? É mais grave? Como posso saber se tenho esse tipo de tumor?

CARLOS SAMPAIO

Um dos fatores que estimulam o crescimento da célula tumoral é a presença de uma proteína chamada HER2 na superfície dessa célula. A sigla HER2 significa receptor 2 do fator de crescimento da epiderme humana. Essa proteína existe na superfície das células normais, mas, quando ela está em grande quantidade, utiliza-se o termo "superexpressa". Existem dois exames para avaliar a proteína HER2: a imuno-histoquímica (teste HER2 ou Herceptest) e o Fish (hibridização *in situ* por fluorescência).

A imuno-histoquímica analisa a "quantidade" de proteína HER2 na superfície da célula (para avaliar se está ou não superexpressa). A superexpressão da proteína HER2 é graduada em cruzes:

- 1+: considerada uma expressão normal da proteína HER2, ou seja, exame negativo (a célula tumoral não sofre estímulo dessa proteína para crescer);
- 2+: considerado um resultado indeterminado (é necessário realizar o Fish para esclarecer esse resultado);
- 3+: confirma a superexpressão da proteína HER2 na superfície da célula, ou seja, exame positivo.

O teste Fish avalia os genes HER2 presentes dentro da célula que são os responsáveis pela formação da proteína HER2 (localizada na superfície da célula). É um exame mais específico e realizado quando o teste HER2 (imuno-histoquímica) é indeterminado (ou seja, 2+). Esses exames (imuno-histoquímica e Fish) são realizados em laboratório por um especialista, o patologista.

A presença ou não do HER2 é de extrema importância. Apesar de o câncer de mama HER2 positivo ser mais agressivo,

tudo o que você sempre quis saber sobre o câncer de mama

existem medicamentos chamados anticorpos monoclonais (como trastuzumabe e lapatinibe) que agem bloqueando especificamente o estímulo do HER2 com excelentes resultados. Graças a esses medicamentos, as pacientes com câncer de mama HER2 positivo possuem melhor evolução (prognóstico) do que aquelas que não têm indicação da medicação (câncer de mama HER negativo).

25. Meu médico disse que o meu câncer de mama é "triplo negativo". O que isso quer dizer?

CARLOS SAMPAIO

Utiliza-se o termo câncer de mama triplo negativo para tumores que não possuem receptores hormonais (estrógeno e progesterona) nem superexpressão da proteína HER2 (quando analisados por imuno-histoquímica). Esses tumores, em geral, são mais agressivos e têm maior possibilidade de produzir metástases. O câncer de mama triplo negativo corresponde a cerca de 20% dos cânceres de mama.

Uma vez que esses tumores não possuem receptores hormonais positivos, a doença não responde ao tratamento com hormonoterapia. Da mesma forma, não responde ao tratamento com anticorpos monoclonais anti-HER2, os quais não possuem superexpressão dessa proteína. Não se conhece exatamente, até o momento, qual o estímulo para o crescimento das células tumorais triplo negativas; por esse motivo, as opções de tratamento são a cirurgia e a quimioterapia.

diagnóstico do câncer de mama

Muitas pesquisas têm sido realizadas para identificar novas opções de tratamento do câncer de mama triplo negativo. Alguns medicamentos têm mostrado resultado promissor quando combinados à quimioterapia para tratar esse tipo de tumor. Um exemplo são as chamadas drogas antiangiogênicas (como o bevacizumabe), medicamentos que impedem a formação de novos vasos sanguíneos que alimentariam o tumor, bloqueando, assim, seu crescimento e disseminação quando em associação com a quimioterapia.

26. Tenho 29 anos e descobri que tenho câncer de mama. Vou poder engravidar depois do tratamento? Quanto tempo depois?

MAX S. MANO

De maneira geral, pode-se dizer que sim. No entanto, isso exige uma série de cuidados e reflexões que dizem respeito ao prognóstico da doença, ao tipo e à duração do tratamento, à idade da paciente, ao diagnóstico, entre outros.

Se o prognóstico for considerado delicado (p.ex., doença muito avançada), a gravidez deve ser evitada, até mesmo pela necessidade de administração contínua de tratamentos que podem ser incompatíveis com uma gestação. Quanto mais inicial a doença, melhor para o tratamento − reforçando a importância do diagnóstico precoce em qualquer circunstância.

A quimioterapia, indicada na maioria dos casos, tem efeito potencialmente prejudicial sobre o funcionamento ovariano. Quanto mais jovem for a paciente, maior é a probabilidade de ela reter fertilidade natural. Aos 29 anos, isso é uma possibilidade real, mas não se deve contar com ela, pois a infertilidade pode ocorrer em qualquer idade. Aos 34 anos, a preservação da fertilidade natural é incomum. Por isso, pacientes com indicação de quimioterapia devem considerar a realização de um procedimento preservador de fertilidade, que pode ser a fertilização *in vitro* (com preservação de óvulos e/ou embriões) ou a "congelação" de tecido ovariano (um método ainda experimental, conhecido por criopreservação). No entanto, esses procedimentos exigem conhecimentos específicos e só devem ser realizados por equipes com grande experiência no assunto. Além disso, pode ser uma corrida contra o tempo, já que a quimioterapia precisa ser iniciada com rapidez.

Não existe um momento universalmente aceito como ideal para engravidar, mas muitos recomendam aguardar ao menos dois a três anos após o tratamento inicial. Em casos nos quais existe também indicação de hormonoterapia (p.ex., tamoxifeno), deve-se aguardar o término do tratamento – em geral, cinco anos.

27. *Descobri que tenho câncer de mama, mas estou grávida de dois meses e tenho 32 anos. Vou ter de abortar ou posso fazer o tratamento e ter meu filho?*

MAX S. MANO

Hoje em dia, a maior parte das gestações pode ser mantida, embora elas sempre representem situações de alta complexidade

diagnóstico do câncer de mama

por causa da necessidade de tratamento materno adequado e acompanhamento intensivo da evolução da gravidez. Idealmente, gestantes diagnosticadas com qualquer tipo de câncer devem ser referenciadas a unidades altamente especializadas.

Algumas pesquisas mostram que bebês nascidos de mulheres tratadas durante a gestação, até mesmo com quimioterapia, são quase sempre saudáveis. No entanto, algumas regras básicas devem ser seguidas:

- não administrar a quimioterapia durante o primeiro trimestre (até a 14.ª semana), em decorrência do risco de malformações;
- evitar a indução prematura do parto (a maior parte das complicações fetais decorre dessa prática, geralmente injustificável);
- não administrar tratamentos do tipo hormonoterapia, anticorpos monoclonais (como o trastuzumabe) ou radioterapia durante a gestação, deixando-os para o pós-parto;
- evitar exames envolvendo uso de radiação ou, quando inevitáveis, utilizar as proteções apropriadas;
- na medida do possível, não administrar quimioterapia menos de três semanas antes da data provável do parto;
- levando em conta as observações anteriores, tentar tratar a paciente da maneira mais próxima possível do tratamento- -padrão do câncer de mama.

tudo o que você sempre quis saber sobre o câncer de mama

Tratar adequadamente uma gestante com câncer de mama é um verdadeiro trabalho em equipe, exigindo conhecimentos avançados da parte dos especialistas, comunicação constante entre os membros da equipe multidisciplinar (oncologistas, mastologistas, obstetras, psicólogos, enfermeiros, entre outros) e estabelecimento precoce de um plano de tratamento individualizado para cada paciente.

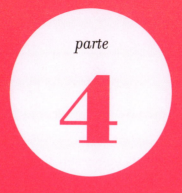

SOBRE A CIRURGIA DO CÂNCER DE MAMA

1. Quais são os tipos de cirurgia para câncer de mama?

MAIRA CALEFFI

A cirurgia para tratar o câncer de mama evoluiu muito nas últimas décadas. Hoje, existem várias opções de tratamento cirúrgico, dependendo principalmente da extensão da doença (estádio). A cirurgia conservadora da mama substitui com iguais resultados a cirurgia radical (mastectomia). A cirurgia conservadora é indicada nas fases iniciais da doença (em tumores pequenos de 2 a 3 cm, dependendo do tamanho da mama e da localização do tumor). Os principais tipos de cirurgia conservadora são:

1. Tumorectomia: apenas o tumor é retirado (com uma pequena porção de tecido saudável da mama que circunda o tumor).
2. Setorectomia: é retirado o segmento da mama que contém o tumor e uma parte do tecido normal dela, como margem de segurança.
3. Quadrantectomia: é retirado o quadrante da mama que contém o tumor, parte da pele e a fáscia do músculo peitoral (a fáscia é a membrana que envolve os músculos).

Quando ficar confirmado que a doença se espalhou para os gânglios da axila (linfonodos axilares), é necessário retirar esses gânglios comprometidos por meio de um procedimento chamado linfadenectomia axilar. Esse é um procedimento complementar realizado durante a cirurgia conservadora ou durante a mastectomia.

sobre a cirurgia do câncer de mama

A mastectomia é considerada uma cirurgia radical, pois retira toda a glândula mamária. O ideal é que a reconstrução mamária (pelo menos a primeira parte) seja feita durante a mastectomia (colocação de expansores/próteses ou com retalhos de músculo e pele). Depois, pode ser necessária a realização de outra cirurgia para finalizar a reconstrução mamária, a fim de evitar o sentimento de mutilação da mulher.

O mastologista é o especialista que pode indicar o tipo de cirurgia adequado para cada paciente.

2. O que é linfonodo sentinela? Para que serve?

JOSÉ LUIZ B. BEVILACQUA

Linfonodos são gânglios linfáticos, popularmente conhecidos como ínguas, que existem em várias partes do corpo, inclusive nas axilas. O câncer de mama pode se espalhar para esses gânglios (metástase); por isso, saber da presença ou não de metástases para esses gânglios é muito importante para o tratamento. Nos dias de hoje, em pacientes que clinicamente (ao exame médico) não têm gânglios suspeitos palpáveis, retiram-se apenas os primeiros gânglios potencialmente comprometidos. Esses gânglios são chamados linfonodos sentinelas, pois são considerados os "sentinelas" do restante da axila.

Para identificar quais são os linfonodos sentinelas entre todos os gânglios da axila, é feito um mapeamento antes e durante a cirurgia por meio da injeção de corantes. Esses corantes podem ser do tipo radioativo (tecnécio) e/ou azul (azul patente), geralmente injetados na mama antes de iniciar a cirurgia. Após a injeção, o corante migra pelas veias linfáticas até os linfonodos sentinelas da axila, permitindo que o cirurgião os identifique e os remova para que o patologista possa analisá-los.

3. O que o cirurgião quer dizer quando fala em "margens de segurança"?

JOSÉ LUIZ B. BEVILACQUA

Os tumores malignos têm a capacidade de se infiltrar além de suas margens. É dessa característica que surgiu o termo câncer: *karkinos* – que em grego significa caranguejo. Hipócrates (pai da medicina) descreveu a doença como um caranguejo que infiltrava suas patas na areia, uma alusão à capacidade de infiltração da doença.

Por esse motivo, o cirurgião tem de retirar parte do tecido normal ao redor do tumor para garantir o sucesso da cirurgia. Portanto, a margem de segurança está relacionada a quanto de tecido normal o cirurgião deixa ao redor do tumor. A presença de todas as margens livres ao redor do tumor (sem presença visível de tumor) diminui a possibilidade de o tumor retornar na mama (recidiva).

4. Quando há necessidade de retirar toda a mama?

JOSÉ LUIZ B. BEVILACQUA

A mastectomia (retirada cirúrgica de toda a glândula mamária) está recomendada quando o tumor é relativamente grande em relação

sobre a cirurgia do câncer de mama

ao tamanho da mama, não sobrando, assim, tecido mamário suficiente para reconstruí-la esteticamente (por meio da cirurgia plástica) após a retirada do tumor com a margem de segurança.

5. Tenho de fazer uma cirurgia para retirar um tumor da mama, mas tenho uma viagem programada. Posso adiar a cirurgia? Por quanto tempo?

JOSÉ LUIZ B. BEVILACQUA

As chances de cura são sempre maiores quanto mais cedo o tumor é diagnosticado e tratado. Câncer de mama quase nunca é uma emergência, porém o bom senso tem de prevalecer. Não existe um tempo seguro de quanto se pode esperar. O que se recomenda é iniciar o tratamento o quanto antes, na medida do possível.

O seu médico é a pessoa indicada para esclarecer essa situação, pois ele poderá orientá-la de forma individual, analisando as características de sua doença.

6. Tenho 72 anos e vou ser operada para tirar um tumor na mama. É mais arriscado fazer essa cirurgia na minha idade?

JOSÉ LUIZ B. BEVILACQUA

A idade, por si só, não é um grande fator de risco. O risco cirúrgico está diretamente associado ao seu histórico pessoal, como doenças que você tem (além do câncer de mama) ou já teve (comorbidades), por exemplo: diabetes, doenças do coração, hipertensão arterial, doenças dos pulmões e insuficiência renal.

Quanto mais idoso é o paciente, maior é a possibilidade de ele ter outras doenças além do câncer, aumentando, assim, o risco da cirurgia.

Antes da cirurgia, você realizará uma série de exames que permitirão que os médicos (cirurgião e anestesista) avaliem seu estado clínico e o risco da cirurgia, levando em consideração os vários fatores influenciadores (idade, comorbidades, tipo de cirurgia) e, assim, avaliar o benefício desse procedimento.

7. Quanto tempo terei de ficar internada? Como devo me preparar para o pós-operatório? Vou ter muitas dores? Poderei movimentar os braços?

JOSÉ LUIZ B. BEVILACQUA

O tempo de internação varia para cada paciente e conforme o tipo de cirurgia que será realizado, principalmente se será feito algum tipo de reconstrução mamária ou não. Esse tempo também varia de acordo com a experiência do cirurgião.

Na maioria das cirurgias mamárias mais simples, a paciente fica internada de 1 a 2 dias, mas esse prazo pode se estender em até uma semana, dependendo do caso. O tempo de internação também pode variar se a paciente sentir dor.

Felizmente, a cirurgia da mama não é tão dolorosa, mas a dor varia muito de paciente para paciente. A orientação de movimentação ou não dos braços no pós-operatório depende de cada cirurgião, sendo muito difícil generalizar uma resposta. Por isso, o paciente deve perguntar ao seu médico quais serão as orientações.

sobre a cirurgia do câncer de mama

8. Vou ter de fazer fisioterapia depois da cirurgia? Por quanto tempo? Isso ajuda mesmo?

MAIRA CALEFFI

Em geral, quando se faz um procedimento na axila (pesquisa do linfonodo sentinela ou esvaziamento axilar), é necessário que a paciente realize acompanhamento com o fisioterapeuta.

Os gânglios da axila auxiliam na drenagem de líquidos dos braços, por isso, quando eles são retirados, pode ocorrer um inchaço (chamado linfedema). Já no pós-operatório, os exercícios fisioterápicos facilitarão a recuperação total e rápida dos movimentos do braço e a diminuição do edema (linfedema). Esses exercícios também ajudarão a evitar complicações futuras. O período durante o qual a paciente deverá realizar a fisioterapia pode variar de um a vários meses, de acordo com cada caso.

O fisioterapeuta também vai indicar os cuidados necessários para pacientes que realizaram a retirada de gânglios axilares (linfadenectomia axilar), como os cuidados com a pele e orientações para lidar com os afazeres diários, para que a paciente possa manter sua rotina e sua qualidade de vida.

9. Fiz cirurgia da mama e tenho gânglios axilares comprometidos (raízes). O que isso significa?

MAIRA CALEFFI

O tumor maligno (câncer) tem a capacidade de se espalhar para outras regiões do corpo através do sistema sanguíneo ou do sistema linfático (gânglios).

tudo o que você sempre quis saber sobre o câncer de mama

Quando os gânglios da axila estão comprometidos pela doença, é necessário fazer o "esvaziamento axilar", isto é, a retirada desses gânglios comprometidos. O esvaziamento axilar é importante no controle local da doença e auxilia no planejamento dos tratamentos complementares (que serão realizados após a cirurgia). Quanto maior o comprometimento dos gânglios axilares, maior a necessidade de tratamentos complementares (ou adjuvantes) à cirurgia, como é o caso da quimioterapia, da hormonoterapia e da radioterapia.

10. Depois da cirurgia, comecei a sentir um formigamento no braço. Isso é consequência da cirurgia? Quanto tempo dura?

MAIRA CALEFFI

Qualquer alteração observada no período pós-operatório deve ser comunicada ao seu médico, pois pode representar complicações da cirurgia.

As principais complicações do tratamento cirúrgico do câncer de mama são dor local, dificuldade na movimentação do braço, inchaço do braço (linfedema), problemas de cicatrização (fibrose, retração) e alteração da sensibilidade do braço (formigamento).

O formigamento no braço pode estar relacionado ao inchaço (linfedema) ou pode ser efeito colateral do tratamento com certos tipos de quimioterapia. Quando o formigamento está relacionado ao linfedema, a fisioterapia está recomendada. Quando se trata de efeito colateral da quimioterapia, a sensação de

sobre a cirurgia do câncer de mama

formigamento tende a se resolver espontaneamente 3 a 6 meses após o término do tratamento.

11. O que é linfedema? Por que isso acontece? Tem como evitar?

RUFFO DE FREITAS JÚNIOR

Os vasos e os gânglios linfáticos fazem parte do sistema linfático, que é responsável por eliminar a linfa (líquidos que não têm função) e contribuir para a defesa do nosso organismo.

O tratamento do câncer de mama (cirurgia e/ou radioterapia) ou a progressão locorregional da doença (isto é, quando os gânglios linfáticos são invadidos pela doença) prejudicam o funcionamento desse sistema. Dessa forma, os vasos linfáticos do braço ficam incapazes de drenar a linfa, ocasionando um inchaço chamado linfedema.

Assim, o linfedema é o inchaço que acontece em uma parte do corpo – em geral, nos braços ou pernas – pelo acúmulo de líquidos causados por um problema no sistema linfático. O linfedema ocorre em aproximadamente 15% das pacientes submetidas à linfadenectomia axilar (retirada dos linfonodos da axila). Já a chance de linfedema para as pacientes que necessitam apenas da biópsia do linfonodo sentinela, sem necessidade do esvaziamento completo, é de 3%.

Nos casos das pacientes submetidas ao esvaziamento axilar, alguns cuidados devem ser tomados com o intuito de evitar o aparecimento do linfedema. Entre esses cuidados, é importante hidratar bem a pele do braço todos os dias (ao hidratar, aproveitar para fazer massagem em todo o braço); evitar atividades com exercícios repetitivos; evitar excesso de peso no braço com linfedema; evitar qualquer procedimento que possa machucar ou irritar o braço do lado da cirurgia (p.ex., não retirar cutículas, não utilizar lâminas ou cera para se depilar, evitar queimaduras); não colocar compressas quentes ou geladas no braço; e não passar "remédios" ensinados por pessoas.

Exercícios orientados pela equipe de fisioterapia são necessários para complementar o tratamento.

12. Por que não posso fazer a unha das mãos (manicure) quando aparece linfedema? O que mais não poderei fazer?

RUFFO DE FREITAS JÚNIOR

O grande problema ao fazer as unhas é a retirada da cutícula, ato que, em geral, ocasiona pequenos ferimentos por meio dos quais ocorre a entrada de bactérias, fungos e vírus. No braço que não foi operado e que tem íntegro o sistema linfático (conjunto de vias ou de pequenos vasos que carregam a linfa e os elementos de defesa contra infecção do organismo, associados aos linfonodos/ínguas, que são os quartéis-generais dos elementos de defesa), esses ferimentos cicatrizariam sem maiores consequências. Entretanto, no braço em que foi realizado o esvaziamento axilar, esse sistema linfático está danificado, obstruído, e, assim, o sistema de defesa fica prejudicado, permitindo que as bactérias que entraram pela ferida feita na retirada da cutícula possam causar infecção, gerando um quadro chamado erisipela.

13. Por que tenho de colocar um dreno depois da cirurgia para retirar um tumor da mama? Quanto tempo terei de ficar com ele? E que cuidados preciso ter?

RUFFO DE FREITAS JÚNIOR

Durante a cirurgia da mama, existe a necessidade de separar e cortar gordura e glândula, o que gera serosidade (água, sangue diluído e proteínas) no local operado. O dreno é utilizado com a intenção de eliminar essa serosidade, evitando desconforto e dor. De modo geral, ele é retirado entre 1 e 4 dias após a cirurgia. Eventualmente, em alguns casos, mesmo após a retirada do dreno, a serosidade continuará se formando por períodos mais prolongados.

Os cuidados com drenos são simples: limpeza com água e sabonete diariamente e utilização de álcool a 70% no orifício de saída dele. Habitualmente, eles devem ser esvaziados 1 a 2 vezes/dia e o volume deve ser medido para informar ao seu médico. Atenção especial deve ser dada para que o dreno não seja tracionado, evitando que saia do local ou que uma de suas peças se desprenda das outras. Caso haja saída de serosidade ou de líquido por fora do dreno, isso indica que o dreno está obstruído e seu médico deve ser consultado.

tudo o que você sempre quis saber sobre o câncer de mama

14. Meu médico disse que terei de fazer radioterapia durante a cirurgia. Como é esse procedimento? Demora muito?

RODRIGO HANRIOT

Esse moderno tipo de radioterapia é chamado radioterapia intraoperatória e se constitui em uma das formas de irradiação parcial da mama (usualmente, toda a mama é irradiada). É uma forma de irradiação que substitui as 5 a 6 semanas de radioterapia convencional por apenas uma única aplicação realizada durante a cirurgia. Pode ser empregada desde que preenchidos os rigorosos critérios para a irradiação parcial de mama, é menos agressiva (por irradiar menos tecidos saudáveis) e permite recuperação rápida, com poucos efeitos tardios. Acrescenta cerca de 45 minutos à cirurgia da mama.

15. Na cirurgia, parte da minha mama direita foi retirada e, depois, fiz radioterapia. Posso colocar próteses de silicone? Quanto tempo depois do tratamento?

ANTONIO FRASSON

O tratamento do câncer de mama com a radioterapia pode gerar alguns efeitos adversos sobre o tórax da paciente, sendo esses efeitos agudos e tardios. Os efeitos agudos são aqueles sintomas que aparecem dentro de dias a semanas após o tratamento e incluem vermelhidão, descamação, coceira e dor. Esses sintomas costumam ser temporários e desaparecem em algumas semanas, sem necessidade de tratamento específico. Já os efeitos tardios são aqueles que surgem após meses ou anos do término

sobre a cirurgia do câncer de mama

da radioterapia. Eles se apresentam com fibrose (endurecimento da mama), palidez e telangiectasias (formação de pequenos vasos sanguíneos visíveis na pele). Além disso, a lesão de pequenos vasos da mama causada pela radiação pode prejudicar o processo de cicatrização (a pele irradiada pode apresentar cicatrização mais demorada e incompleta) e comprometer a estética da mama.

Sabe-se, portanto, que a pele da mama que recebeu radioterapia pode ter alguns efeitos que comprometem o resultado estético da cirurgia plástica e, assim, gerar maiores taxas de complicações pós-operatórias. Apesar de tudo isso, as grandes pesquisas já realizadas sobre o assunto indicam que, mesmo com maiores taxas de complicações, a radioterapia não é uma contraindicação para a colocação de próteses algum tempo depois da cirurgia. O tempo mínimo de espera ainda não está definido, sugerindo-se que se aguarde o tempo suficiente para que ocorra a cicatrização completa.

16. Meu médico disse que vou ter de colocar um expansor. O que é isso e para que serve? Tenho de fazer outra cirurgia para trocar o expansor pela prótese?

ANTONIO FRASSON

O expansor tecidual é um tipo de implante temporário semelhante a um balão com um tipo especial de válvula. Ele é colocado vazio, em geral abaixo da pele e do músculo da parede torácica. Durante o período pós-operatório, é gradualmente inflado com injeção de soro fisiológico pela válvula, até que se atinja o

tudo o que você sempre quis saber sobre o câncer de mama

volume desejado. Normalmente, essa técnica é utilizada quando não se tem pele suficiente para cobrir a prótese permanente. Esse tipo de reconstrução consiste em duas etapas:

1. Expansão do tecido: após a realização da mastectomia, no mesmo tempo cirúrgico ou em um segundo tempo, coloca-se o expansor. Após alguns dias, inicia-se a injeção de soro fisiológico por uma pequena punção com uma agulha fina na válvula colocada. Com isso, a pele vai se expandindo até alcançar um tamanho semelhante ao da mama que se deseja reproduzir (semelhante à mama contralateral). As injeções de soro fisiológico costumam ser semanais. Ao final de algumas semanas, cria-se um envelope que servirá para a colocação da prótese definitiva.

2. Colocação da prótese definitiva: passado o período total de expansão, marca-se a segunda etapa, que é a colocação da prótese definitiva. Após a remoção do expansor, é colocado o implante definitivo, que pode variar de tamanho e forma em função da expansão alcançada e da forma desejada, sendo geralmente de silicone.

Atualmente, estão disponíveis expansores (chamados próteses expansoras) que não precisam ser trocados por uma prótese de silicone, dispensando uma nova cirurgia.

sobre a cirurgia do câncer de mama

17. Fiz mastectomia total. Como é feita a cirurgia plástica para reconstrução mamária? Quando vou poder fazer? E o outro seio? Vai ficar diferente?

ANTONIO FRASSON

A reconstrução mamária tem como objetivo primário a criação de uma nova mama simétrica à mama contralateral (mama sem o tumor), melhorando a estética da paciente. É um procedimento cirúrgico que devolve o volume e o contorno da mama à mulher submetida à mastectomia, às vezes complementado pela reconstrução da aréola (área circular que envolve o mamilo). Pode ser realizada imediatamente após a retirada do tumor (reconstrução imediata) ou após mais tempo, meses ou anos (reconstrução tardia).

A reconstrução imediata é realizada em pacientes que a solicitam e apresentam condições clínicas adequadas. A reconstrução tardia é feita em pacientes que retiraram o tumor com mastectomia, não foram submetidas à reconstrução imediata e terminaram o tratamento adjuvante (quimio e radioterapia). A reconstrução mamária tardia somente poderá ser realizada quando autorizada pelo mastologista e pelo oncologista e se a paciente estiver em boas condições clínicas para se submeter à cirurgia.

Em relação à técnica, podem-se usar próteses ou retalhos miocutâneos (pele e músculo). A reconstrução com prótese é feita com a pele que sobrou da própria mama e com próteses de mama (expansores, implantes de silicone ou próteses expansoras). A reconstrução com retalhos utiliza tecidos de outras partes

tudo o que você sempre quis saber sobre o câncer de mama

do corpo, como do músculo grande dorsal (costas) ou reto abdominal (barriga).

Não existe uma técnica soberana; cada caso é analisado individualmente. Por exemplo, mulheres esportistas que usam a musculatura das costas não devem fazer a reconstrução mamária utilizando a técnica de rotação do músculo grande dorsal (um grande músculo das costas); mulheres magras que não têm tecido abdominal suficiente não podem se submeter ao TRAM (reconstrução mamária que utiliza pele, gordura e músculos da barriga); e pacientes com comorbidades necessitam de cirurgias curtas (indica-se o expansor).

Na maioria das pacientes, é necessário fazer a cirurgia plástica da mama saudável (sem tumor) para que se possa obter uma boa simetria entre as duas mamas. Dependendo do volume, da flacidez e da ptose (caimento) da mama não acometida, pode haver indicação estética de nova cirurgia.

18. Tenho de fazer a reconstrução mamária ou posso não fazer?
ANTONIO FRASSON

Nem toda mulher que realizou uma mastectomia, quadrantectomia ou outra cirurgia para tratamento de câncer de mama sente a necessidade de reconstruir a mama, mas, para muitas, essa é uma importante parte da recuperação.

A reconstrução mamária é uma opção que a paciente submetida a uma mastectomia tem para melhorar sua qualidade de vida. A cirurgia radical da mama fere o símbolo de feminilidade e sexualidade da mulher, trazendo grande impacto em sua autoimagem, autoestima e sexualidade. A reconstrução mamária pode atenuar esse impacto emocional e físico provocado pela cirurgia radical.

Fazer ou não a reconstrução mamária é uma opção da paciente e deve ser discutida com o médico.

19. Tive de retirar o bico do peito durante a cirurgia de câncer de mama. A cirurgia plástica pode consertar esse problema? Ouvi falar sobre tatuagens, é possível fazer?

ANTONIO FRASSON

Muitas vezes, o bico do peito (aréola e mamilo) é retirado durante a mastectomia. A reconstrução do complexo aréolo-papilar (bico do peito) representa a última etapa da reconstrução mamária e pode ser feita em regime ambulatorial, ou seja, sem necessidade de internação. Pode ser feita por tatuagem (micropigmentação), com uso de tecido do próprio corpo ou com tecido da mama sadia.

Normalmente, a papila é refeita com parte do mamilo da outra mama, com cartilagem da orelha ou com a pele da própria mama reconstruída. A escolha vai depender do tamanho do mamilo contralateral (isto é, da mama saudável) e das condições locais da pele.

tudo o que você sempre quis saber sobre o câncer de mama

A aréola geralmente é reconstruída utilizando pele da região interna das coxas, que tem grande quantidade de melanina (e, por isso, é um pouco mais escura), ou por tatuagem. A escolha depende das condições locais da pele e da técnica utilizada para reconstruir o mamilo.

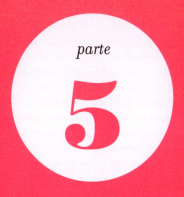

SOBRE O TRATAMENTO DO CÂNCER DE MAMA

1. Qual é a diferença entre tratamento local e sistêmico?

GUSTAVO WERUTSKY

As opções de tratamento contra o câncer dependem do tipo de câncer (p.ex., câncer de mama) e do estágio da doença (p.ex., inicial, isto é, confinado ao local do tumor, ou metastático, disseminado para fora do local primário do tumor – osso, fígado, etc.), de possíveis eventos adversos, da preferência e das condições gerais de saúde do paciente.

Os tratamentos para o câncer dividem-se basicamente em dois tipos: local e sistêmico.

O tratamento local é aquele direcionado diretamente à região em que o tumor inicial se encontra (mama e gânglios). A terapia local tem como objetivo a retirada do tumor (cirurgia) ou o controle local (radioterapia), com o objetivo de destruir o tumor ou as células tumorais remanescentes, as chamadas micrometástases.

Tipos de tratamento locais para o câncer de mama:

1. Cirurgia:
- da mama: mastectomia (retirada de toda a mama) e cirurgia conservadora, também chamada setorectomia ou quadrantectomia (retirada apenas da parte da mama onde se localiza o tumor);
- dos linfonodos: dissecção axilar ou linfadenectomia é a retirada dos linfonodos próximos à mama que podem estar envolvidos pelo câncer. Biópsia de linfonodo sentinela é uma alternativa à linfadenectomia, em que são retirados

sobre o tratamento do câncer de mama

apenas os primeiros linfonodos (em geral, 1 a 3) próximos da mama, para avaliar se há envolvimento por câncer. Por ser uma cirurgia menor, reduz a chance de linfedema (edema ou inchaço), que pode comprometer a mão ou o braço.

2. Radioterapia: usa radiação sobre a mama para destruir as células cancerosas remanescentes. Comumente realizada após a cirurgia. Em geral, a radioterapia é fácil de tolerar e seus efeitos adversos são mais limitados ao local de tratamento.

O tratamento sistêmico é aquele em que a medicação circula no sangue para atingir e destruir as células cancerosas tanto no local de origem do câncer (p.ex., a mama), quanto nas outras áreas do corpo (como fígado, osso, pulmão).

Os tratamentos sistêmicos mais utilizados para o câncer de mama são:

- quimioterapia: medicações que afetam a divisão ou destroem as células cancerosas para que elas não cresçam nem se espalhem;
- terapia endócrina (ou hormonoterapia): atua baixando os níveis hormonais de estrogênio (hormônio feminino) ou bloqueando a ação do estrogênio nas células tumorais. Essa ação impede o câncer de mama receptor hormonal positivo de crescer, diminuindo o risco de recorrência após a cirurgia. A terapia endócrina também pode ajudar a diminuir

tudo o que você sempre quis saber sobre o câncer de mama

ou retardar o crescimento do câncer de mama em estágios mais avançados;

- tratamento com drogas-alvo: medicações que atingem as células cancerosas que apresentam características específicas (p.ex., algum receptor na célula que a faz crescer de maneira anormal).

O tratamento sistêmico é divido em dois tipos, conforme o estágio da doença:

1. Em estágios iniciais, pode ser administrado de maneira neoadjuvante (antes da cirurgia) ou adjuvante (após a cirurgia), com intuito curativo.

2. Em estágios avançados, isto é, na doença disseminada em outros órgãos (metástases), o tratamento é paliativo e visa a diminuir o crescimento do tumor e/ou reduzir os sintomas causados pelo câncer, podendo prolongar a vida do paciente. Nesse caso (tratamento da doença metastática), o primeiro tratamento de quimioterapia que o paciente recebe é chamado primeira linha. Se esse tratamento para de fazer efeito, o paciente recebe outra quimioterapia, chamada segunda linha, e assim por diante.

O tratamento do câncer envolve médicos de diferentes especialidades, chamada equipe multidisciplinar, que trabalha para definir

sobre o tratamento do câncer de mama

o plano de terapia (local, sistêmica, combinada) de acordo com os diferentes tipos de tratamento.

2. Li na internet alguns termos que não compreendo: neoadjuvante, adjuvante, primeira linha. O que significam? O que é adjuvant on line?

GIULIANO SANTOS BORGES

Neoadjuvante, adjuvante e primeira linha são termos médicos quanto ao tipo de tratamento do câncer.

Neoadjuvância é tratamento com quimio, hormonoterapia ou outro tratamento anticâncer, realizado antes da cirurgia ou da radioterapia. O objetivo do tratamento neoadjuvante é diminuir o tamanho do tumor antes da realização da cirurgia, para que possa ser retirado com margens livres da doença (margem de segurança) ou para possibilitar a realização de uma cirurgia conservadora (evitando a mastectomia).

Adjuvante, do latim *adjuvare*, significa ajuda, ou seja, um tratamento (quimio, hormonoterapia ou outro tratamento anticâncer) realizado após a cirurgia. É um tratamento complementar à cirurgia para diminuir o risco de recidiva do câncer e, por isso, só está indicado para pacientes que não têm metástases.

Quando a paciente já apresenta metástases do tumor (tumor disseminado), é indicado o tratamento da doença metastática, designado por linhas: primeira linha representa o primeiro esquema de tratamento de quimioterapia (pode ser hormonoterapia ou outro tratamento anticâncer). Cada vez que o tratamento precisa ser modificado para outra medicação, é considerado segunda linha, terceira linha, e assim por diante.

Adjuvant on line é um site (www.adjuvantonline.com) com a finalidade de ajudar a discutir os riscos e benefícios do tratamento (terapia adjuvante: geralmente quimioterapia, terapia hormonal ou ambos) após a cirurgia. Esse site traz estimativas que são baseadas em informações sobre o paciente e o tumor (p.ex., idade do paciente, tamanho do tumor, envolvimento dos linfonodos, grau histológico, etc.). Elas são fornecidas em folhas impressas em formatos simples, com gráficos e textos a serem utilizados nas consultas por um profissional com experiência em oncologia.

3. O tipo de tratamento para o câncer de mama varia de acordo com a idade da mulher?

FRANCISCO WISINTAINER

A idade não é o único fator que influencia na escolha do tratamento de uma paciente portadora de câncer de mama. Os benefícios do tratamento poderão ser definidos mediante análises criteriosas do que se quer de ganho para cada caso. Para determinar o tratamento adequado é fundamental avaliar o estado geral da paciente e descartar as contraindicações formais para determinados medicamentos (há pacientes que não podem tomar certos medicamentos por causa dos seus efeitos colaterais). A proposta do tratamento adjuvante (complementar à cirurgia)

sobre o tratamento do câncer de mama

deve ser considerada em cada caso particularmente. Em algumas pacientes que possuem metástases e necessitam realizar tratamento paliativo (isto é, que não visa à cura, mas somente ao controle da doença), a idade mais avançada pode ser uma contraindicação a alguns tipos de medicamentos.

Normalmente, o câncer de mama nas mulheres mais idosas é menos agressivo. Por isso, o prognóstico da doença é considerado favorável tanto para o tratamento adjuvante quanto para o paliativo.

O câncer de mama costuma ser mais frequente em mulheres após a parada da menstruação (menopausa). Nas pacientes mais jovens, a evolução da doença tende a ser mais rápida. Os fatores mais agressivos presentes nas características das células tumorais são mais conhecidos.

Para a escolha do tratamento adequado, é importante levar em consideração todas as características da doença, além da idade da paciente: se é um tumor benigno ou maligno (câncer), tamanho do tumor e presença ou não de doença na axila (gânglios) e a distância (metástases). O chamado painel de marcadores tumorais, com estudo aprofundado do comportamento de cada doença, envolvendo dosagem de receptores hormonais, para definir uma ligação direta dessa doença e quantificar o seu percentual tanto para o estrogênio quanto para a progesterona, é fundamental para a escolha do tratamento.

O grau de agressividade da doença e a expressão da proteína HER-2 no tumor, por exemplo, ganham importância mais decisiva no tipo e na indicação do tratamento do que a idade de forma isolada. Outros exames mais específicos que avaliam os genes das células tumorais, como Oncotype DX®, MammaPrint® e Mammagene®, podem direcionar o tratamento e seu sucesso.

É importante não comparar casos. Cabe ao oncologista, com base em informações de sua doença, definir o seu tratamento ideal, independentemente da sua idade, o chamado tratamento individualizado.

4. O que é quimioterapia?

FRANCISCO WISINTAINER

A quimioterapia é o tratamento com medicamentos que se distribuem por todo o organismo através da corrente sanguínea (chamado tratamento sistêmico).

Como a quimioterapia se distribui por todo o organismo, ela atinge tanto as células do tumor (matando-as por intoxicação) quanto as células saudáveis (daí a presença de efeitos colaterais, como náuseas, vômitos e perda de cabelos).

A quimioterapia representa o tipo mais importante de tratamento sistêmico, podendo ser prescrita de várias formas: apenas um medicamento ou combinação de medicações (dois ou mais quimioterápicos), anterior ou posteriormente à cirurgia, associada ou não à radioterapia ou às chamadas terapias-alvo.

Os quimioterápicos não conseguem atuar no sistema nervoso central, onde existe uma barreira natural com mínima ou nenhuma penetração da quimioterapia. Por esse motivo, a quimioterapia tem poucos resultados em tumores ou metástases do cérebro.

sobre o tratamento do câncer de mama

5. Todos os tipos de quimioterapia são injetáveis? Existem opções em comprimidos?

FRANCISCO WISINTAINER

A quimioterapia pode ser feita de diversas formas, com medicações em diferentes tipos de apresentação:

- endovenosa: injeção da medicação diretamente na veia ou diluídas em soro, através de cateteres;
- intramuscular: injeção no músculo;
- subcutânea: injeção no tecido gorduroso abaixo da pele;
- tópico: aplicada diretamente na pele (cremes, pomadas);
- intratecal: injeção do quimioterápico no líquor (líquido da espinha dorsal);
- via oral: administrada diretamente pela boca (comprimidos, cápsulas ou soluções);
- intra-abdominal: diretamente na cavidade abdominal.

Depois de aplicado por algumas das vias descritas, o medicamento quimioterápico vai atingir a corrente sanguínea e, assim, se distribuir por todo o corpo. A forma de aplicação da quimioterapia não interfere no seu efeito, ou seja, tanto faz que ele seja tomado (comprimidos) ou aplicado na veia ou no músculo.

O oncologista levará em consideração diversos critérios para definir qual a melhor forma de aplicação da quimioterapia em cada caso específico de doença.

tudo o que você sempre quis saber sobre o câncer de mama

6. O que é um cateter para tratamento? Todas as pacientes necessitam colocá-lo? Qual é o melhor cateter?

FRANCISCO WISINTAINER

Normalmente, em alguma fase da doença, os tratamentos são realizados de forma endovenosa, com a necessidade de puncionar uma veia.

O objetivo da colocação de um cateter para administração da quimioterapia é evitar as complicações nas veias do braço. Por exemplo, algumas medicações chamadas vesicantes podem causar flebite (inflamação severa da veia acompanhada de dor local) e, se houver extravasamento desse quimioterápico (quando o medicamento vaza para fora da veia), elas podem provocar complicações mais sérias, como necrose (morte) do tecido para onde o quimioterápico extravasou.

A colocação de um cateter também visa a poupar as veias do braço, pois pode haver necessidade de tratamento mais prolongado, o que desgasta as veias e dificulta a punção (a paciente fica "sem veias boas").

Além disso, o tipo de cirurgia realizado para tratar o câncer de mama impossibilita a punção de veias em um ou ambos os braços, limitando ou impedindo a realização do tratamento.

A decisão para colocar o cateter deve ser tomada o mais precocemente possível (logo no início do tratamento) e deverá ser analisada tanto pelo médico quanto pela equipe de enfermagem.

Entre os tipos de cateter disponíveis, o mais indicado é o Port-o-cath que possui um reservatório que fica implantado abaixo da pele e um cateter que vai até uma veia grossa (grande calibre) perto

sobre o tratamento do câncer de mama

do coração, preservando, assim, as veias periféricas. Esse é um cateter que restringe pouco os movimentos, diminui o risco de infecções e possui bom efeito cosmético (ele não é perceptível). Para administrar medicamentos através desse cateter, basta inserir a agulha do equipo do soro no reservatório do cateter que fica abaixo da pele (com uma punção na pele após utilizar pomada anestésica no local). O Port-o-cath é um cateter que dura bastante, cerca de cinco anos. É necessário fazer uma manutenção mensal nesse cateter, quando não estiver sendo usado. Para isso, é preciso fazer uma lavagem com soro e heparina para evitar que o sangue coagule no reservatório e o cateter fique entupido (neste caso, ele não poderá mais ser utilizado e deverá ser trocado, se for necessária sua utilização).

7. Tenho de ficar internada para fazer a quimioterapia? Por quantos dias?

GUSTAVO WERUTSKY

A quimioterapia é o uso de drogas para matar as células cancerígenas. Alguns pacientes podem receber quimioterapia na clínica de seu oncologista, no hospital ou em casa, dependendo do tipo de quimioterapia.

Em geral, a quimioterapia é administrada via intravenosa (direto dentro da veia), oral (comprimidos) ou intramuscular (no músculo). Usualmente, o regime (plano) de quimioterapia consiste em um número específico de ciclos durante um tempo determinado. Além disso, cada regime tem dias definidos para a administração da quimioterapia.

Para a maioria das pacientes com câncer de mama, a quimioterapia é administrada de maneira ambulatorial. A aplicação da dose de quimioterapia pode levar alguns minutos até poucas horas, e algumas drogas necessitam de infusão contínua por alguns dias ou semanalmente. Em raras exceções, há a necessidade de internação hospitalar para infusão da medicação.

Existem também os quimioterápicos orais, que, se forem indicados, podem ser tomados em casa, com consulta ao médico apenas no final do ciclo, para coleta de exames e avaliação de efeitos adversos.

8. Tenho de tomar algum remédio antes ou depois de fazer a quimioterapia?

HELOISA RESENDE

Em geral, não é necessário tomar qualquer remédio antes da quimioterapia, pois você receberá os medicamentos indicados para diminuir os efeitos colaterais, como náusea e vômitos, antes de cada aplicação de quimioterapia. Esses medicamentos serão administrados pela equipe de enfermagem do serviço médico. Algumas situações de exceção requerem que você faça uso de medicações em casa; nessas situações, o seu oncologista vai orientar e prescrever a medicação.

sobre o tratamento do câncer de mama

9. Quimioterapia dói? Quais são os principais efeitos colaterais?

HELOISA RESENDE

A quimioterapia não dói, mas pode ocasionar efeitos colaterais desconfortáveis. A quimioterapia pode ser aplicada por diferentes vias de administração, sendo as mais comuns a oral (comprimidos) e a endovenosa (na veia). Quando administrada por via endovenosa, é necessário realizar punção de uma veia periférica (como é feito durante coleta de sangue para exames) ou de um cateter que tenha sido previamente colocado em uma pequena cirurgia. Dessa forma, será administrado o medicamento (quimioterápico) diluído em soro fisiológico ou glicosado. Essa infusão pode levar de alguns minutos até algumas horas, dependendo do tipo de quimioterápico administrado. Caso haja dor ou ardência durante a infusão, deve-se chamar imediatamente a equipe de enfermagem, pois isso não é normal. Nesses casos, a agulha pode ter saído da veia e levar ao extravasamento (vazamento do soro para fora da veia); por isso, é importante evitar movimentar o braço durante a aplicação.

Alguns tipos de quimioterápicos, chamados vesicantes, podem causar inflamação na veia em que a quimioterapia está sendo infundida; isso se chama flebite e os sintomas são dor, endurecimento e vermelhidão no trajeto da veia. Nesses casos, o médico orientará o tratamento adequado. Em geral, quimioterápicos potencialmente vesicantes são administrados em uma infusão lenta e bastante diluídos ou por meio de um cateter central para evitar a flebite.

tudo o que você sempre quis saber sobre o câncer de mama

O principal objetivo da quimioterapia é destruir as células cancerosas, mas também destrói células normais, principalmente as que têm divisão rápida, como as células do sangue e do trato gastrointestinal (boca, estômago e intestinos) e também os folículos do cabelo. Os principais efeitos colaterais da quimioterapia são:

- náuseas e vômitos: algumas pessoas podem apresentar náuseas e vômitos, que variam de muito leves a mais intensos, iniciando no dia da infusão e podendo durar de 2 a 5 dias após. Existem medicamentos específicos para diminuir esses sintomas, os chamados antieméticos. Esses medicamentos serão prescritos pelo médico para serem administrados no dia da infusão da quimioterapia e, se necessário, nos dias seguintes. É importante avisar ao médico se o antiemético não estiver fazendo efeito;
- queda de cabelos: também chamada alopecia, a queda de cabelos acontece porque a quimioterapia ataca as células sensíveis do folículo capilar (raiz do cabelo). Isso varia conforme o tipo de quimioterápico; alguns não causam queda dos cabelos e outros podem causar perda parcial ou total. Quando ocorre, a queda dos cabelos acontece na segunda ou terceira semana após o início do tratamento. Antes da queda, o couro cabeludo pode ficar sensível e "formigar" um pouco. Outros pelos do corpo também podem cair, como sobrancelhas, cílios e pelos pubianos. Algumas pacientes preferem raspar os cabelos a vivenciar a queda.

sobre o tratamento do câncer de mama

Após o término do tratamento, os cabelos e pelos voltam a crescer;

- anemia: a quimioterapia também pode atacar as células do sangue (hemácias ou glóbulos vermelhos) e causar diminuição do seu número (anemia). Cansaço e fadiga podem ser sintomas de anemia, que acontece cerca de 2 ou 3 semanas após a infusão da quimioterapia;
- neutropenia: é a diminuição das células de defesa do organismo, os leucócitos ou glóbulos brancos. Essas células multiplicam-se de modo rápido e podem diminuir temporariamente pela ação da quimioterapia. Quando ocorre a diminuição dessas células, há maior risco de infecção por vírus, bactérias e fungos;
- plaquetopenia: a quimioterapia pode diminuir o número de plaquetas (plaquetopenia), as células que fazem a coagulação do sangue. Por isso, podem ocorrer pequenos sangramentos (gengivas e nariz) ou hematomas (manchas roxas na pele);
- ressecamento vaginal: em mulheres que não entraram na menopausa (pré-menopausa), pode ocorrer secura vaginal como efeito colateral da quimioterapia. Isso pode dificultar a relação sexual e estar associado a uma diminuição da libido (desejo sexual);
- perda de apetite (anorexia): pode permanecer durante poucos dias após cada aplicação;
- outros efeitos colaterais: dores musculares, escurecimento das unhas e aftas.

Esses efeitos são autolimitados, isto é, resolvem-se em alguns dias, mesmo que não se tome qualquer medicamento.

10. Que tipo de alimentos posso comer enquanto estiver fazendo quimioterapia? Tem algum alimento que devo evitar? Posso tomar café? Suco de babosa ajuda?

DÉBORA LA REGINA

Comer bem e "em cores" é fundamental para o organismo ficar bem equilibrado. Isso vale tanto para o organismo saudável quanto para aquele que passa por um período de tratamento ou se recupera de alguma doença.

Um prato colorido é quase sempre garantia de ingerir, na dose certa, os nutrientes necessários ao organismo. São eles: vitaminas e minerais, carboidratos, proteínas e lipídios (gorduras). Lembre-se sempre de que a alimentação adequada pode ajudar a diminuir os efeitos do tratamento, contribuindo para o bem-estar.

Evite frituras e alimentos gordurosos, condimentos (principalmente pimenta ou apimentados) e doces em excesso. Modere o consumo de alimentos ácidos e salgados. Café também deve ser consumido com moderação, lembrando que a recomendação diária é de três xícaras. Evite essa bebida caso sinta azia ou dor de estômago ou se estiver com dificuldade para dormir (agitação, insônia).

Evite também longos períodos em jejum e faça pequenas refeições em menor intervalo de tempo. Evite ingerir líquidos durante as refeições.

sobre o tratamento do câncer de mama

11. Por que a quimioterapia provoca náuseas e vômitos? Quanto tempo normalmente demoram os sintomas? Tem algum remédio que possa ajudar?

FRANCISCO WISINTAINER

Náuseas e vômitos são mecanismos de defesa do organismo desencadeados após o uso de algo indesejado. Quando o quimioterápico destrói as células, algumas substâncias, como a serotonina, são liberadas no sangue. A serotonina é liberada no sangue pelo fígado e pelo estômago e atua no cérebro detonando a reação de uma área chamada "zona de gatilho", que desencadeia as náuseas e vômitos incontroláveis. Hoje em dia, existem medicações muito eficazes que controlam quase totalmente as náuseas e vômitos desencadeados pela ação da quimioterapia. Essas medicações podem ser administradas de forma oral ou endovenosa, antes ou depois da quimioterapia, podendo ser mantidas pelo tempo necessário, enquanto durar o tratamento.

As náuseas e vômitos são graduados de acordo com a toxicidade nos seguintes graus:

- grau I: perda do apetite sem alteração dos hábitos alimentares, controlada com medicações simples;
- grau II: diminuição da ingestão oral, porém sem perda de peso, desidratação ou subnutrição significativas. Nesse caso, já existe a indicação da administração de fluidos endovenosos (soro), assim como de remédios contra vômitos;
- grau III: piora do quadro, necessidade de manutenção por 24 horas de fluidos endovenosos, sondas alimentares ou

99

nutrição parenteral (administração de soluções que substituem a alimentação, através da veia);
- grau IV: rápida evolução para o óbito.

Essa classificação é necessária para que o médico possa controlar adequadamente o estado clínico do paciente.

As medicações contra náuseas e vômitos chamam-se antieméticos e agem ligando-se aos receptores estimulantes dessas reações, impedindo a liberação da serotonina. Os antieméticos "clássicos" são a dexametasona e a metoclopramida. Atualmente existem antieméticos mais potentes, cujo efeito possui maior tempo de duração, como ondansetron dolasetron, granisetrona, tropisetron e palanosetrona.

Outros tratamentos do câncer de mama, além da quimioterapia (como hormonoterapia e tratamento com drogas-alvo), também podem ocasionar náuseas e vômitos, mas em menor intensidade.

12. Que tipo de alimentação devo ter para diminuir as náuseas e os vômitos?

DÉBORA LA REGINA

Antes de tudo, não fique muito tempo sem comer. Quanto mais tempo de estômago vazio, mais enjoada você vai ficar. Coma devagar e mastigue bem os alimentos. Evite ingerir líquidos durante as refeições, deixe-os para os intervalos. Não se alimente

sobre o tratamento do câncer de mama

durante os episódios de vômito; aguarde um tempo para voltar a se alimentar.

Quanto aos alimentos, evite frituras e alimentos gordurosos. Evite também ingerir grandes quantidades de comida, pois isso pode dificultar a digestão e distender o estômago, piorando a sensação de enjoo. Chupar gelo ou picolés de frutas pode ajudar a diminuir o enjoo, bem como mastigar cristais de gengibre. Se preferir, nesse período, dê preferência às refeições pastosas, cremosas ou mesmo liquidificadas, que facilitam a digestão.

13. Estou fazendo quimioterapia e perdi o apetite. Também tenho muita secura na boca. Posso tomar um remédio para aumentar o apetite? E suplementos?

DÉBORA LA REGINA

Quando a ingestão de comida estiver reduzida pela metade (ou menos que isso) em relação à habitual (ou menos do que isso) e houver outros efeitos, como boca seca e feridas recorrentes na boca, deve-se iniciar imediatamente o suporte nutricional com suplementos calóricos. Esses suplementos contribuem para o aporte adequado de calorias diárias para que você possa realizar suas atividades, além de diminuírem o cansaço e promoverem bem-estar.

Tomar ou não algum remédio para abrir o apetite é um assunto que deve ser sempre discutido com seu médico oncologista.

tudo o que você sempre quis saber sobre o câncer de mama

14. Já fiz três quimioterapias e estou muito inchada, engordei muito. Posso fazer dieta? Posso fazer drenagem linfática? Depois que o tratamento acabar, vou voltar ao meu peso normal?

DÉBORA LA REGINA

Pode-se fazer dieta durante o tratamento quimioterápico, desde que planejada pelo nutricionista e adaptada para a sua rotina, considerando as preferências e os efeitos colaterais (se houver). Lembre-se de que não deve haver rigidez na dieta e evite as de baixíssimas calorias ou que abolem determinados tipos de alimentos. A melhor opção é a reeducação alimentar: comer de tudo um pouco, em pequenas quantidades, evitando os excessos (doces, frituras, *fast-foods*).

Após o término do tratamento, o inchaço diminuirá. Caso queira, continue com a dieta, para ajudar a voltar ao peso normal. Se for o caso, converse com seu nutricionista para readequar as necessidades nesse novo período pós-tratamento.

A drenagem linfática deve ser discutida com o médico e o fisioterapeuta, pois somente esses profissionais podem avaliar os riscos e benefícios desse tratamento de acordo com sua doença e seu estado clínico.

15. A quimioterapia me deixou com anemia. A alimentação pode ajudar a me recuperar? Suco de beterraba ajuda?

DÉBORA LA REGINA

A alimentação pode contribuir, sim. Para isso, você deve comer alimentos ricos em ferro, como fígado, carne vermelha, gema de

sobre o tratamento do câncer de mama

ovo, beterraba, folhas verde-escuras, feijões, ervilha e lentilhas. Depois de ingerir esses alimentos, você deve tomar suco de frutas cítricas, ricas em vitamina C, essencial para o melhor aproveitamento do ferro pelo organismo. Em contrapartida, refrigerantes, café e mate diminuem o aproveitamento do ferro; evite associá-los ao consumo dos alimentos ricos nesse mineral.

Como a beterraba é um alimento rico em ferro, seu suco pode ser uma boa opção, desde que seja bem tolerado pela paciente; caso contrário, poderá causar enjoos e até vômitos.

16. Sinto-me muito cansada e indisposta depois da quimioterapia. Por que isso acontece? O que posso fazer para melhorar?

JORGE SABBAGA

Esses sintomas são comumente agrupados sob o termo astenia. Grande parte das pessoas que recebem quimioterapia experimenta a sensação de astenia, que normalmente não deve durar por muito tempo. A maioria das quimioterapias aplicadas na veia é realizada em ciclos, e os sintomas, em geral, desaparecem alguns dias após a aplicação. Tratamentos orais contínuos ou mesmo quimioterapias endovenosas administradas em intervalos curtos podem causar a sensação de astenia de maneira mais prolongada.

A astenia que se segue após a administração da quimioterapia é um efeito colateral comum e possui várias causas. Uma vez que o medicamento quimioterápico atinge a corrente sanguínea e é distribuído por todo o corpo, ele atua indistintamente em todas as células do organismo, sejam elas tumorais ou normais. A quimioterapia causa maiores danos às células normais que têm comportamento semelhante ao das células do câncer, ou seja, que se encontram em constante divisão e em crescimento acelerado.

Muito dos sintomas de astenia são decorrentes da morte de células sadias. Outras vezes, a astenia é provocada por fatores não relacionados à destruição celular. São efeitos colaterais característicos do medicamento quimioterápico que podem produzir a sensação de fraqueza muscular. Esses mesmos sintomas podem também decorrer de um "efeito rebote" causado pela interrupção da utilização de medicamentos que combatem agudamente os efeitos colaterais da quimioterapia, como náuseas e vômitos. Quando interrompemos essas medicações, muitas vezes experimentamos, por alguns dias, uma piora na disposição. Por fim, há de se relatar também que o nervosismo e a ansiedade decorrentes da espera da administração da quimioterapia produzem, muitas vezes, a sensação de cansaço quando a medicação é, enfim, aplicada.

Embora comum e esperada, a sensação de astenia deve ser sempre relatada ao seu médico, pois algumas vezes ela pode estar relacionada a outros fatores que demandem uma intervenção médica apropriada.

Procure respeitar o ritmo do seu corpo após ser submetida à quimioterapia. As horas de sono e descanso são fundamentais para a recuperação da astenia.

sobre o tratamento do câncer de mama

17. Por que a quimioterapia provoca queda dos cabelos? Isso será definitivo? Quanto tempo após o término do tratamento meu cabelo voltará a crescer?

FRANCISCO WISINTAINER

JORGE SABBAGA

A quimioterapia atua indistintamente nas células do corpo, destruindo tanto as células normais quanto as células do tumor. As células normais que mais sofrem ação da quimioterapia são as que se dividem e se renovam rapidamente, como as células do bulbo capilar (ou raiz do cabelo). Por esse motivo, os cabelos caem durante a realização do tratamento com alguns tipos de quimioterapia. Nem todos os medicamentos quimioterápicos causam a queda dos cabelos, chamada alopecia. É importante frisar que a escolha do medicamento quimioterápico não é baseada no fato de causar ou não alopecia.

Os cabelos começam a cair 15 a 20 dias após a realização da primeira quimioterapia e, em geral, todo o cabelo cai praticamente em poucos dias. Além dos cabelos, outros pelos do corpo também tendem a cair, como as sobrancelhas. Várias medidas e vários medicamentos têm sido estudados, na tentativa de evitar essa reação. Todavia, até o momento, nenhum apresentou resultado convincente para se tornar prática diária. Entretanto, esse é um efeito temporário. Os cabelos voltam a crescer cerca de 1 a 2 meses após o término da quimioterapia e crescem de 1 a 1,5 cm por mês.

Durante a realização da quimioterapia é importante tomar alguns cuidados para evitar maior agressão ao couro cabeludo: usar escovas com cerdas macias e xampu suave; proteger o couro cabeludo da exposição ao sol, evitar o uso do secador ou utilizá-lo em temperatura baixa e não usar substâncias que contenham amônia em sua formulação (p.ex., tinturas).

Vivenciar a queda dos cabelos pode ter um impacto importante no equilíbrio emocional da paciente, por isso, algumas mulheres preferem raspar a cabeça a experimentar a sensação do cabelo caindo. Outras mantêm o cabelo progressivamente mais ralo, até que não seja mais possível qualquer tipo de penteado. Essas opções são individuais e variam de pessoa para pessoa. Não há certo ou errado em nenhuma dessas escolhas.

A maioria das mulheres prefere usar peruca. Para mulheres com essa preferência, é importante que a peruca seja adquirida antes da queda total dos cabelos, para que a cor e o corte sejam similares aos do cabelo. Outras mulheres se assumem sem cabelo e usam acessórios, como lenços ou chapéus, em combinações bastante bonitas e variadas. Aqui também não existe uma escolha correta e cada pessoa deve decidir de acordo com suas próprias particularidades. O importante é que a mulher se adapte às perdas ocasionadas pela doença, buscando preservar sua autoestima e feminilidade.

18. A quimioterapia poder ser feita antes da cirurgia? Em quais situações?

HÉLIO PINCZOWSKI

Sim, a quimioterapia pode ser realizada antes da cirurgia e, algumas vezes, deve ser realizada antes da cirurgia.

sobre o tratamento do câncer de mama

O termo técnico utilizado para a quimioterapia realizada antes da cirurgia é quimioterapia neoadjuvante ou quimioterapia pré-operatória.

O objetivo da quimioterapia neoadjuvante é diminuir o tamanho do tumor e, assim, permitir a realização de uma cirurgia mais conservadora, isto é, a retirada do tumor e parte da mama, evitando a mastectomia (retirada total da mama).

Por isso, a quimioterapia neoadjuvante é prescrita pelo médico no caso de pacientes com grandes tumores para melhorar o resultado da cirurgia.

Vale ressaltar um ponto importante desse tratamento: a resposta da paciente ao tratamento pode prever o comportamento do tumor, ou seja, tumores que respondem ao tratamento quimioterápico neoadjuvante são sensíveis à quimioterapia e isso pode sugerir um melhor prognóstico[1].

Outro fator relevante é que, no caso de um tumor agressivo, é possível que a quimioterapia neoadjuvante possa controlar a multiplicação celular e, dessa forma, reduzir o risco da doença se espalhar.

---

1 Previsão ou suposição de como a doença vai evoluir e quais as chances de cura.

tudo o que você sempre quis saber sobre o câncer de mama

19. Quanto tempo dura a quimioterapia? Qual é o intervalo entre um tratamento e outro?

FRANCISCO WISINTAINER

A duração da quimioterapia depende de uma série de fatores, como tipo do tumor, estádio do tumor (inicial ou avançado), idade e tolerabilidade da paciente.

O tempo de duração, intervalos e sequências das terapias a serem realizadas dependem dos remédios indicados. Os quimioterápicos mais utilizados para tratar o câncer de mama são: ciclofosfamida, fluorouracil, paclitaxel, docetaxel, epirrubicina e doxorrubicina (estas duas últimas substâncias são as chamadas "quimioterapia vermelha"). Os esquemas de tratamento utilizam uma combinação desses medicamentos e são divididos em "ciclos de tratamento" (o intervalo entre os ciclos de tratamento é variável, por exemplo, a cada 21 dias). Esses esquemas de tratamento são definidos por meio de pesquisas clínicas que estudam a eficácia dos medicamentos e sua toxicidade (tolerabilidade dos efeitos colaterais).

A toxicidade dos quimioterápicos pode interferir no esquema de tratamento planejado, pois, se a paciente apresentar um efeito colateral que impeça de se seguir o planejamento proposto, o início do próximo ciclo de quimioterapia deverá ser atrasado para que a paciente possa se recuperar. Por isso, antes de cada ciclo de quimioterapia, são realizados exames de sangue para avaliar a função da medula óssea (que produz as células de defesa – leucócitos; as células do sangue – hemácias; e as células que participam da coagulação do sangue – as plaquetas) e também a função dos rins e do fígado.

108

sobre o tratamento do câncer de mama

Para tratamento do câncer de mama, geralmente se aplica a quimioterapia endovenosa (aplicada na veia); o tempo da infusão é variável dependendo do tipo de quimioterapia utilizado. Algumas medicações necessitam de hidratação prévia (soro na veia). Os quimioterápicos podem ser administrados em *bolus* (a infusão dura menos de 1 minuto), em infusão mais lenta (durando alguns minutos) ou mesmo em infusão contínua (que dura 24 horas).

O tratamento neoadjuvante, em geral, dura de 4 a 6 meses, e o intervalo entre o último ciclo de quimioterapia neoadjuvante e a cirurgia deve ser de no mínimo 21 dias, para que a paciente possa se recuperar dos efeitos da quimioterapia. A quimioterapia adjuvante (isto é, complementar à cirurgia) dura de 4 meses a um ano, em geral, com ciclos a cada 21 dias. A quimioterapia paliativa (tratamento da doença metastática) dura enquanto a paciente estiver se beneficiando e tolerando o tratamento.

20. Estou fazendo quimioterapia e me sinto bem. Posso viajar a trabalho? Que cuidados devo ter ao planejar a viagem?

HÉLIO PINCZOWSKI

Sim, você pode viajar. Entretanto, é importante que você comunique ao seu médico e tenha autorização dele para viajar. Esteja atenta e considere alguns pontos.

Nos primeiros dias após a realização da quimioterapia, você poderá sentir alguns efeitos colaterais, como fadiga, náuseas e vômitos. Por isso, evite viajar nesse período.

tudo o que você sempre quis saber sobre o câncer de mama

No período de cerca de 8 a 12 dias após a realização da quimioterapia, suas defesas podem estar mais frágeis e, portanto, há risco de você apresentar febre associada à infecção. Se você apresentar febre (temperatura maior que 37,8°C) nesse período, procure o serviço médico e informe que realizou sessão de quimioterapia e começou a ter febre. Nessa ocasião, você deve realizar um exame de sangue (hemograma) para verificar a taxa dos glóbulos brancos e tomar as providências necessárias. Também é importante evitar, nesse período, aglomerações e contato com pessoas que manifestem sinais de infecção respiratória, entre outras.

A quimioterapia pode causar diminuição na quantidade de plaquetas, células que fazem a coagulação do sangue. Para ter segurança ao viajar de avião, é necessário verificar se sua contagem de plaquetas está normal ou em um nível aceitável (isto é, no mínimo 40.000 mm^3 de sangue). Isso deve ser verificado com seu médico.

Lembre-se de levar consigo os medicamentos prescritos pelo seu médico (inclusive os que poderão ser utilizados em caso de ocorrer algum efeito colateral).

Fique atenta ao seu agendamento de quimioterapia para que esteja de volta no dia marcado.

Peça que seu oncologista referencie um médico ou serviço médico no local para onde você vai viajar para casos de urgência.

Evite experimentar alimentos típicos de outra região, com os quais não esteja habituada. Isso pode debilitar seu organismo.

Mantenha uma alimentação saudável e reforce a hidratação, principalmente se for viajar para locais de clima muito quente.

sobre o tratamento do câncer de mama

Lembre-se: planejamento é a palavra-chave para o sucesso de qualquer viagem!

21. *O que eu posso fazer para diminuir os efeitos colaterais da quimioterapia?*

HELOISA RESENDE

Em geral, não há orientação específica para diminuir os efeitos colaterais da quimioterapia, mas algumas dicas podem ajudar a controlá-los:

- náuseas e vômitos: o odor dos alimentos pode desencadear náuseas e vômitos. Por isso, evite cozinhar ou ficar na cozinha durante o preparo dos alimentos. Procure fracionar a alimentação em pequenas porções de tempos em tempos; faça uma alimentação leve (sem frituras, gorduras e condimentos) e prefira alimentos frios ou mornos; beba bastante líquido, mas evite bebidas gasosas; e converse com seu médico para que ele prescreva o antiemético adequado;
- queda de cabelos: embora não seja fácil para a mulher lidar com a alopecia, é importante lembrar que a queda de cabelos é transitória. Procure identificar qual é a melhor forma para enfrentar esse período, de modo que você não fique constrangida ou envergonhada. Você pode optar por usar acessórios que combinem com seu estilo (lenços, chapéus, bonés) ou próteses capilares (perucas). Atualmente, existem próteses capilares que imitam perfeitamente

os cabelos naturais. Você também pode optar por não usar nada, mas lembre-se de que o couro cabeludo é sensível ao sol e, portanto, deve ser protegido nos momentos de exposição. Você pode recorrer à maquiagem para melhorar a aparência, como desenhar as sobrancelhas e fazer uma moldura dos olhos com lápis, para contornar a ausência dos cílios;

- cansaço e fadiga: identifique e respeite seu ritmo. Poupe-se nos dias seguintes à aplicação da quimioterapia e planeje-se para diminuir o ritmo de trabalhos e atividades nesse período;

- secura vaginal: converse com seu médico para que ele possa prescrever um gel lubrificante para aliviar esse desconforto. Prefira roupas íntimas de algodão e evite roupas apertadas;

- neutropenia (diminuição do número de glóbulos brancos): com a diminuição dessas células de defesa, o organismo fica mais propenso a infecções. Por isso, nesse período, evite locais fechados e aglomerações, bem como contato com pessoas com doenças infecciosas (p.ex., gripes ou resfriados). A febre é o sinal de alerta do organismo para infecções; por isso, informe seu médico se apresentar temperatura igual ou acima de 37,8°C.

É importante seguir a orientação do seu oncologista e ter em mente que a natureza desses efeitos é transitória; em geral, eles se resolvem dentro de poucos dias após a aplicação da quimioterapia.

sobre o tratamento do câncer de mama

22. Depois que recebo a quimioterapia, tenho de tomar injeções para aumentar minha imunidade. Essas injeções me causam indisposição e muitas dores no corpo. É preciso mesmo tomar essas injeções? Por quê?

GUSTAVO ISMAEL

Alguns regimes de quimioterapia são feitos com outros medicamentos injetáveis para evitar queda expressiva da imunidade. Essa medida é usualmente indicada em regimes mais intensos (dose densa, com menor intervalo entre os ciclos de quimioterapia) ou em pacientes de maior risco (idosas ou que já tenham passado por algum episódio infeccioso sério em ciclos de quimioterapia anteriores).

Essas medicações, chamadas fatores de crescimento de granulócitos, são importantes para a prevenção da queda da imunidade das pacientes submetidas a esses regimes mais agressivos. O seu uso adequado é essencial para garantir maior segurança para as pacientes, prevenindo a ocorrência de infecções graves (que poderiam colocar em risco a vida das pacientes), e para manter o planejamento dos ciclos de quimioterapia (sem atrasos), garantindo, assim, a eficácia do tratamento.

Alguns dos efeitos colaterais dessas medicações são fadiga e dores musculares. Usualmente, as dores são facilmente controladas com analgésicos clássicos (p.ex., paracetamol), enquanto a fadiga pode ser manejada com repouso adequado. No entanto, é sempre recomendado obter maiores esclarecimentos acerca desses cuidados com o oncologista.

tudo o que você sempre quis saber sobre o câncer de mama

23. O que é neutropenia febril? Por que acontece? Que cuidado tenho de tomar se eu tiver esse efeito colateral?

GUSTAVO ISMAEL

A medula óssea é o tutano do osso e é responsável pela formação das células do sangue: glóbulos vermelhos (ou hemácias), glóbulos brancos (ou leucócitos) e plaquetas.

Os quimioterápicos atacam tanto as células tumorais quanto as células normais. Um dos efeitos colaterais da quimioterapia é a toxicidade à medula óssea (mielotoxicidade), com redução das concentrações de glóbulos vermelhos (anemia) e brancos (leucopenia) e das plaquetas (plaquetopenia) no sangue das pacientes submetidas ao tratamento.

Existem vários tipos de glóbulos brancos, entre eles, os neutrófilos, que são os componentes dos glóbulos brancos responsáveis pela imunidade celular (defesa do organismo). A diminuição do número de neutrófilos chama-se neutropenia. Quando a neutropenia vem acompanhada de uma infecção e febre, ela se chama neutropenia febril. A neutropenia febril é um quadro grave, com grandes riscos para a paciente, uma vez que, com uma imunidade celular tão reduzida, o organismo fica mais suscetível aos agentes infecciosos (bactérias). Uma infecção em paciente que tem comprometimento do seu sistema de defesa (neutropenia) evolui facilmente para infecção generalizada (sepse) e para complicações que podem ser fatais.

Por esse motivo, o surgimento de febre (temperatura axilar igual ou superior a 37,8º C) em uma paciente que está em tratamento quimioterápico é considerado uma urgência e a paciente

sobre o tratamento do câncer de mama

deve comunicar o fato imediatamente ao seu oncologista (ou a um profissional de sua equipe). Nesses casos, será necessária a realização de exames laboratoriais (hemograma, hemocultura, urocultura, função renal e hepática, entre outros) e de imagem, a fim de identificar o foco da infecção. Mesmo quando o foco da infecção não é identificado (o que ocorre com certa frequência), a paciente deve receber tratamento com antibióticos. Há alguns casos em que a paciente precisará ser internada para realizar o tratamento da neutropenia febril.

24. O que é radioterapia? Tem de ser feita antes ou depois da quimioterapia? Quanto tempo dura a sessão e por quanto tempo tenho de fazer esse tratamento?

RODRIGO HANRIOT

A radioterapia é uma das formas de tratamento do câncer de mama que emprega irradiação ionizante, originada de equipamentos elétricos (sem material radioativo), dirigida com precisão ao órgão que precisa ser tratado (no caso, a mama). Geralmente, é empregada depois da cirurgia ou da quimioterapia, mesmo que esta última postergue o início da radioterapia em alguns meses.

A primeira etapa do tratamento com radioterapia consiste no planejamento do tratamento (feito com radiografias ou tomografia especialmente realizada para esse fim). Após alguns dias, inicia-se o tratamento em aplicações diárias (chamadas sessões ou frações) – apenas em dias úteis –, que duram entre 10 e 15 minutos na máquina.

O tratamento completo dura entre 5 e 6 semanas ou, em situações especiais, 3 semanas — regimes especiais são chamados "hipofracionamento".

25. Durante a radioterapia, que cuidados tenho de tomar? Posso usar sutiã? Posso passar hidratante? Posso tomar banho com sabonete? As marcas que forem feitas vão sair?

RODRIGO HANRIOT

A radioterapia promove efeitos locais semelhantes a uma inflamação e os cuidados estão relacionados ao efeito de maior sensibilidade local, tanto da pele quanto da glândula mamária.

Os cuidados que a paciente que está realizando radioterapia deve tomar são:

- não se expor ao sol, mesmo com proteção de guarda-sol ou coberturas, por causa da irradiação solar espalhada ou refletida;
- evitar roupas apertadas ou tecidos sintéticos, dando-se preferência para algodão (100% ou maioria do tecido);
- evitar sutiãs com elásticos tensos, preferindo camisete, "segunda pele" ou *top* com elástico na metade do abdome, e não sob o sulco da mama, pois o atrito do elástico com a pele pode provocar irritação;
- a pele da região que recebe a radioterapia pode ficar ressecada, por isso a equipe de enfermagem dos serviços de radioterapia orientará o uso de hidratantes específicos;

sobre o tratamento do câncer de mama

- banhos com água morna e sabonete neutro são bem-vindos, sem atrito intenso, principalmente nas marcas feitas na pele para direcionar o local do tratamento com a radioterapia. Essas marcas são feitas com tinta especial de alta fixação e não saem com facilidade. Eventualmente, podem ser substituídas por diminutos pontos de tatuagem, quase imperceptíveis, feitos com nanquim.

26. Estou fazendo radioterapia e minha pele ficou escura, seca e coça muito. Posso passar alguma pomada? A pele vai ficar diferente no local em que foi feita a radioterapia?

RODRIGO HANRIOT

A paciente não deve utilizar nenhum produto sem orientação e autorização médica ou da equipe de enfermagem da radioterapia.

Para coceira ou prurido, cremes com corticosteroide tópico usualmente promovem alívio, bem como alguns produtos com gel refrescante especialmente preparados. Infusões como a de camomila também podem trazer conforto à pele, principalmente quando não se dispõe dos produtos mencionados.

Cada pele reage de uma maneira à irradiação, e características particulares de cada paciente, como prévia exposição intensa ao sol, mamas muito volumosas e uso irregular de hidratação local, podem promover reações mais intensas e que demoram alguns meses para melhorar. Geralmente, porém, os cuidados com hidratação da pele e proteção contra o sol promovem o melhor cuidado à pele e sua rápida recuperação.

tudo o que você sempre quis saber sobre o câncer de mama

27. Tenho claustrofobia e terei de fazer radioterapia por cinco semanas. Como é o aparelho da radioterapia? Será que vou conseguir fazer?

RODRIGO HANRIOT

Os equipamentos de radioterapia são abertos (diferentes dos de tomografia ou ressonância magnética), têm formato de "L" invertido e não tocam em qualquer parte do corpo. Além disso, esses equipamentos estão instalados em salas amplas. Durante a realização da radioterapia, a paciente deve ficar imóvel, mas não se utilizam métodos de restrição ao movimento (ou seja, não se usa nenhum aparelho para imobilizar o paciente).

Mesmo a mais claustrofóbica das pacientes pode efetuar o tratamento sem constrangimentos e, se houver qualquer dificuldade, as equipes estão treinadas para acompanhar e dar suporte integral, eventualmente com auxílio medicamentoso.

28. Tenho uma filha de 5 anos e vou fazer radioterapia. Posso ter contato com ela? Há risco de passar radiação para ela ou para outras pessoas?

RODRIGO HANRIOT

Quem está em tratamento com radioterapia fica exposto à irradiação somente no período em que a máquina (chamada acelerador linear) está ligada, não ficando radioativo após o término da sessão. Não há o menor risco de contaminação ou contágio de familiares, amigos e entes queridos; ao contrário, estimulam-se o contato, o carinho e a solidariedade, tão necessários nesses

sobre o tratamento do câncer de mama

momentos, sendo esse contato absolutamente seguro. Atividades sexuais estão igualmente liberadas, desde que sem trauma à mama em tratamento.

29. O que é hormonoterapia? Tem de ser feita antes ou depois da quimioterapia? Por quanto tempo tenho de fazer esse tratamento?

CLARISSA MATHIAS

Alguns tipos de câncer de mama sofrem ação dos hormônios femininos (estrógeno e progesterona), que estimulam as células tumorais a se multiplicarem. Essas células possuem, em sua superfície, um local específico para ligação com os hormônios femininos, chamados receptores. Por isso, pacientes com câncer de mama devem realizar um exame de laboratório específico, o imuno-histoquímica, para verificar se as células desse tumor são receptor hormonal positivo (isto é, se possuem receptores de estrógeno e progesterona) ou se são receptor hormonal negativo (não possuem esses receptores). No caso de câncer de mama receptores hormonais positivo, a terapia hormonal é recomendada como parte do tratamento.

A hormonoterapia atua sobre as células tumorais que possuem receptores hormonais bloqueando a ação dos hormônios (femininos) que existem naturalmente no corpo, reduzindo ou impedindo o crescimento dessas células. Pode ser iniciada antes da cirurgia (neoadjuvante) ou após a cirurgia (adjuvante), para completar a quimioterapia no tratamento da doença metastática. A duração do tratamento depende da indicação. No caso da

tudo o que você sempre quis saber sobre o câncer de mama

adjuvância, o tratamento hormonal deve ser mantido por 5 anos e, na doença metastática, o tratamento deve ser mantido enquanto a doença estiver sob controle. Quando o tumor progredir, é necessário trocar os medicamentos. A hormonoterapia pode ser feita com os seguintes medicamentos:

- moduladores receptores de estrógeno: bloqueiam os receptores de estrógeno. Eles se ligam aos receptores de estrógeno, "preenchendo" todos os receptores que estão na superfície da célula; dessa forma, o hormônio estrógeno não encontra o lugar para se ligar à célula. Os mais utilizados são o tamoxifeno e o fulvestranto. Esses medicamentos podem ser usados em mulheres na pré ou pós-menopausa (isto é, antes ou depois da menopausa);

- inibidores da aromatase: na menopausa, os ovários param de produzir estrógeno, mas o organismo continua a produzir esse hormônio principalmente no fígado, nos músculos e nas gorduras do corpo. A enzima responsável por fazer essa produção é a aromatase. Os inibidores de aromatase bloqueiam a ação dessa enzima e o estrógeno deixa de ser produzido. Os mais utilizados são: letrozole, anastrozole e exemestano. Esses medicamentos são utilizados em mulheres que já estão na menopausa.

Os efeitos colaterais mais comuns dos medicamentos moduladores do receptor de estrógeno são fogachos e corrimento

sobre o tratamento do câncer de mama

vaginal. Outros efeitos incluem cefaleia, náuseas e/ou vômitos, fadiga e retenção de líquidos (ganho de peso).

Os efeitos colaterais mais comuns em relação aos inibidores da aromatase são náuseas, vômitos, fogachos, fadiga, dores ósseas e articulares e aumento de perda óssea (osteopenia e osteoporose).

3o. O que são drogas-alvo?

CARLOS BARRIOS

A toxicidade dos quimioterápicos deve-se ao fato de agirem tanto nas células cancerígenas como nas células normais. Por esse motivo, os pesquisadores têm estudado outras opções de tratamento menos tóxico e mais efetivo. Nos últimos anos, os pesquisadores identificaram características específicas das células tumorais (chamadas "alvos"), por exemplo, um receptor presente na superfície da célula que faz com que ela cresça de maneira anormal. A identificação desses alvos proporcionou o desenvolvimento de medicamentos inteligentes direcionados especificamente para eles. Imagine um imã presente na célula do tumor e que atrai um medicamento específico. Assim, esses medicamentos (drogas-alvo) identificam as células tumorais que possuem seu alvo e as atacam, poupando as células normais (que não possuem esse alvo).

Portanto, as drogas-alvo representam um grupo de medicamentos desenhados com a intenção de serem dirigidos, de forma mais específica, a determinados "alvos" ou alterações moleculares que alguns tumores apresentam. A ideia dessa estratégia

tudo o que você sempre quis saber sobre o câncer de mama

é aumentar a eficácia (concentrando a droga no local em que ela deve agir) e diminuir os efeitos tóxicos do tratamento (diminuindo a exposição do resto do corpo).

As drogas-alvo mais usadas para tratar o câncer de mama são:

1. Trastuzumabe: tem como alvo uma proteína localizada na superfície das células tumorais, chamada HER2, que estimula o crescimento e a multiplicação das células do tumor. O trastuzumabe bloqueia a ação da proteína HER2. Esse medicamento é administrado pela veia (administração endovenosa).

2. Lapatinibe: também tem como alvo a proteína HER2, mas é administrado por via oral (comprimidos).

3. Bevacizumabe: tem como alvo o VEGF (fator de crescimento do endotélio vascular). O VEGF é responsável pela formação de novos vasos sanguíneos que alimentam o tumor. Portanto, o bevacizumabe bloqueia o VEGF e retira a fonte de nutrição do tumor. Esse medicamento é administrado pela veia (administração endovenosa).

Algumas drogas-alvo conseguem ser mais eficazes e menos tóxicas, representando avanços importantes para o tratamento do câncer de mama

sobre o tratamento do câncer de mama

31. As drogas-alvo "atacam" o coração? Quais são os principais riscos desse tratamento?

CARLOS BARRIOS

Há uma pequena chance de alguns dos medicamentos-alvo comprometerem o funcionamento do coração. Isso pode acontecer em menos de 5% das pacientes tratadas com essa medicação, mas o médico deve acompanhar o funcionamento cardíaco (em geral, por meio de testes como MUGA ou ecocardiografia) durante o tratamento, o que faz com que pequenas alterações da função do coração sejam detectadas precocemente (antes que a paciente apresente qualquer sintoma), possibilitando modificar o tratamento de forma adequada.

As drogas-alvo também podem estar associadas a outros efeitos colaterais, e algumas podem causar reações alérgicas leves no momento da sua administração na veia, normalmente nas primeiras doses; mas, de modo geral, é uma medicação que apresenta excelente tolerância na maior parte das mulheres tratadas.

32. Existem vacinas para tratar o câncer de mama?

CARLOS BARRIOS

Existem vacinas que estão em desenvolvimento e estudo como tratamento para alguns subtipos de câncer de mama. Não existe uma vacina aprovada para o tratamento dessa doença, isto é, que já tenha demonstrado funcionar em pacientes com câncer de mama.

33. O tumor pode desaparecer sozinho, sem tratamento?

CARLOS BARRIOS

Isso tem sido descrito raramente em casos muito especiais em vários tipos de câncer. Entretanto, o fato de isso ter acontecido em outros tumores, como melanomas e tumores de rim, não permite que se espere que um tumor de mama desapareça sem tratamento. Em casos de dúvida nesse sentido, é muito importante que cada paciente discuta com seu médico os motivos pelos quais ele recomenda um tratamento. A comunicação com o médico é fundamental para esclarecer essas dúvidas.

34. Posso ter uma vida sexual normal durante o tratamento do câncer de mama?

CARLOS BARRIOS

Sim. Uma vida sexual ativa é perfeitamente possível durante o tratamento. Entretanto, é importante reconhecer que muitas coisas que acontecem depois do diagnóstico de um câncer de mama podem interferir não apenas na vida sexual, mas também em vários aspectos da vida de uma mulher. O próprio diagnóstico e os medos e angústias que ele provoca, a cirurgia e suas consequências, a perda do cabelo e o cansaço que pode estar associado a diferentes formas de tratamento devem ser levados em conta.

Por outro lado, é também muito importante reconhecer o impacto que um diagnóstico de câncer e seu tratamento causam

sobre o tratamento do câncer de mama

no parceiro de uma mulher. Assim como a paciente, o parceiro e outros membros da família podem sentir-se angustiados e com medo. Discutir esses aspectos abertamente com o médico, com a equipe médica e, eventualmente, procurar apoio para melhorar e resolver esses problemas é de fundamental importância.

35. Durante o tratamento, posso manter as minhas atividades normais (trabalhar, fazer exercícios físicos, cuidar da casa)?

GIULIANO BORGES

A maioria dos tratamentos para o câncer é bem tolerada, porém algumas medicações exigem cuidados especiais. O trabalho, a atividade física e as ocupações com a casa em geral são possíveis de se manter. No entanto, medicações que causem muita mielotoxicidade (baixa das defesas do organismo, anemia e queda das plaquetas) podem necessitar de cuidados adicionais, como evitar traumas (pelo risco de sangramento) e atividades na água (pelo risco de contaminação), ter atenção à ingestão de alimentos não cozidos ou fervidos (frutas e verduras devem ser bem lavadas), evitar o contato com pessoas contaminadas ou gripadas (por causa das defesas baixas) e manter uma boa higiene oral (evitando traumas na boca).

Algumas pessoas precisam fazer uma pausa no estresse da vida profissional, mas essa é uma decisão pessoal e que deve ser discutida com o médico.

36. Posso fazer tratamento dentário durante o tratamento do câncer de mama?

CARLOS BARRIOS

Sim. Uma boa higiene bucal é essencial antes e durante o tratamento para câncer de mama. Idealmente, antes de iniciar tratamento com quimioterapia, deve-se fazer uma avaliação com o dentista. Entretanto, é muito importante comunicar a ele que você está fazendo tratamento para câncer de mama.

Podem ocorrer situações em que, durante a quimioterapia e com o uso de agentes chamados bisfosfonatos, o dentista e o oncologista precisem conversar para definir o melhor tratamento dentário e o melhor momento para fazê-lo. O médico oncologista também deve ser comunicado sobre qualquer tratamento que venha a ser recomendado pelo dentista.

37. Posso tomar sol durante o tratamento do câncer de mama? E ingerir bebidas alcoólicas?

PEDRO LIEDKE

Idealmente, a exposição solar deve ser limitada durante a realização de quimioterapia, pois algumas medicações utilizadas no tratamento do câncer de mama, como o fluorouracil, podem causar fotossensibilidade. A fotossensibilidade é uma reação exagerada da pele quando exposta à luz solar, o que pode causar escurecimento irregular e aparecimento de manchas escuras ou avermelhadas na pele. Recomenda-se o uso diário de protetor solar fator 30 ou mais e, em momentos de atividade mais

sobre o tratamento do câncer de mama

prolongada sob o sol, roupas adequadas, como chapéu, mangas longas e calças.

Não há, a rigor, contraindicação formal para o consumo social de bebidas alcoólicas durante o tratamento do câncer de mama em qualquer dos seus estádios. De acordo com o *Guia Alimentar para a População Brasileira*, publicado pelo Ministério da Saúde em 2005, em uma dieta saudável, mulheres não devem consumir mais do que 14 g de álcool por dia. Isso equivale ao consumo diário de uma dose de bebida alcóolica, ou seja, não se deve tomar mais do que uma lata de cerveja de 350 mL, uma taça de vinho de 150 mL ou uma dose de destilado de 40 mL. Essa orientação, entretanto, pode não se aplicar a todos os casos, recomendando-se consultar o médico sobre esse assunto.

38. Posso engravidar durante o tratamento do câncer de mama? Se não, como devo me prevenir?

PEDRO LIEDKE

Não se recomenda iniciar uma gestação durante o tratamento do câncer de mama, pois muitas das medicações utilizadas são contraindicadas durante o primeiro trimestre de gestação, já que podem afetar o desenvolvimento normal do feto.

A gestação não é contraindicada após o término do tratamento e não há evidências de que mulheres que engravidam têm aumento no risco de retorno da doença. Ainda não foi comprovado se as alterações hormonais que ocorrem durante a gestação poderiam propiciar o agravamento ou retorno da doença. Se seu

tudo o que você sempre quis saber sobre o câncer de mama

desejo é engravidar após terminar o tratamento, você deve discutir os prós e os contras com seu médico.

No caso de mulheres que tiveram um câncer de mama diagnosticado durante a gestação, o uso de quimioterapia é considerado seguro a partir do segundo trimestre. De forma geral, não se recomenda a interrupção da gestação antecipadamente como parte do tratamento dessa doença.

O método mais adequado para prevenir a gravidez durante o tratamento do câncer de mama é a colocação de um dispositivo intrauterino (DIU). O uso de anticoncepcionais à base de hormônios, sejam pílulas, injeções ou dispositivos intravaginais são, de forma geral, contraindicados em pacientes com câncer de mama. Os métodos de barreira, como preservativos masculinos ou femininos e diafragma, não são considerados adequados quando usados isoladamente para prevenir gestação, pois apresentam grande taxa de falha. A "tabelinha" e o muco cervical também não são considerados confiáveis.

Métodos permanentes, como a ligadura tubária ou a vasectomia, são considerados adequados para prevenir gestação e sua utilização deve ser discutida com seu médico.

Lembre-se: para prevenir doenças sexualmente transmissíveis, preservativos são o melhor método.

sobre o tratamento do câncer de mama

39. Há algum tratamento alternativo, como acupuntura, para ajudar no tratamento do câncer de mama?

PEDRO LIEDKE

A acupuntura não apresenta efeito direto contra o câncer, mas pode ser utilizada como terapia auxiliar na fase do tratamento. Existem algumas evidências de que a acupuntura pode reduzir a intensidade de náuseas e vômitos durante a quimioterapia. Também pode ser utilizada como terapia para dores crônicas, muito frequentemente associadas ao diagnóstico de câncer.

Tratamentos alternativos, como uso de extratos de plantas, animais, minerais e oligoelementos, não apresentam comprovação científica de efeito anticâncer.

Em relação ao pseudotratamento, denominado auto-hemoterapia ou autotransfusão (aplicação do próprio sangue no músculo do braço), o Conselho Federal de Medicina (CFM), no parecer n° 12/07, concluiu que "não existem estudos relativos à auto-hemoterapia desde a sua proposição como recurso terapêutico na primeira metade do século XX até os dias atuais" e que "não há evidência científica disponível que permita sua utilização em seres humanos".

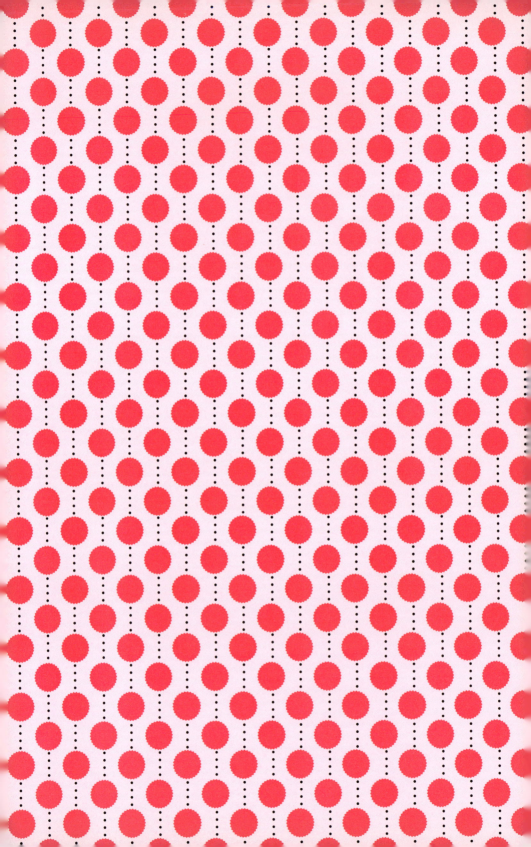

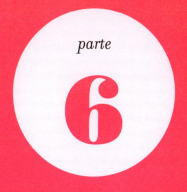

SOBRE PESQUISA CLÍNICA

tudo o que você sempre quis saber sobre o câncer de mama

1. Meu médico me convidou para participar de uma pesquisa clínica. Vou ser uma cobaia humana?

LISSANDRA DAL LAGO

A percepção que muitas pessoas têm de que, ao participarem de uma pesquisa clínica, serão transformadas em cobaias foi gerada por atrocidades acometidas pelos médicos nazistas durante a 2ª Guerra Mundial, quando os prisioneiros dos campos de concentração eram envolvidos em experimentos cruéis, e muitas vezes fatais, contra a sua vontade. A partir desses acontecimentos, a pesquisa de novos medicamentos mereceu atenção especial mundial por utilizar seres humanos como participantes e pela possível repercussão de seus resultados. Várias regulamentações foram elaboradas para unificar e orientar a condução de pesquisas clínicas mundialmente. Essas regulamentações estabelecem critérios rígidos para o envolvimento de seres humanos em pesquisas, enfatizando que sua participação deve ser voluntária. Além disso, essas pesquisas são controladas por órgãos regulatórios (como o Comitê de Ética em Pesquisa – CEP) que têm o compromisso de analisar todas as propostas de pesquisa (antes de serem iniciadas), a fim de garantir os direitos e o bem-estar dos participantes desses projetos. A avaliação prévia do projeto de pesquisa clínica pelo CEP garante que você não seja uma cobaia humana, já que todos os participantes de projetos de pesquisa devem ser convidados para esse tipo de atividade e podem decidir livremente se aceitam ou não participar, por meio de um processo de consentimento.

sobre pesquisa clínica

Você tem escolha livre sobre a participação em uma pesquisa!

2. O que é pesquisa clínica? Para que é feita?

LISSANDRA DAL LAGO

A pesquisa clínica, também chamada de estudo clínico, é um experimento que envolve seres humanos e avalia a segurança e a eficácia de novos medicamentos, cosméticos, alimentos, vacinas, testes para diagnóstico e produtos para a saúde. A pesquisa de um novo medicamento envolve duas etapas distintas. Antes de uma pesquisa ser feita em seres humanos, existe uma etapa chamada pré-clínica, realizada em testes de laboratório com células ou animais. Os resultados dessa etapa demonstrarão a relevância dos achados, as possíveis aplicações no tratamento de seres humanos e também permitirão antever alguns dos riscos do uso dos medicamentos estudados.

Posteriormente, a etapa clínica das pesquisas de novos medicamentos é realizada em seres humanos e é subdividida em quatro diferentes fases classificadas de 1 a 4, de acordo com o nível crescente de evolução do conhecimento que se tem sobre os efeitos desses medicamentos nos seres humanos.

Estudos clínicos de fase 1: nesta fase, o medicamento é testado pela primeira vez em seres humanos. Essa pesquisa é realizada em um pequeno número de pessoas voluntárias portadoras da doença em estudo (p.ex., mulheres com câncer de mama). O objetivo dessa fase da pesquisa é garantir a segurança e a

tudo o que você sempre quis saber sobre o câncer de mama

tolerabilidade do medicamento utilizado. Habitualmente, o número de participantes não ultrapassa 100. As informações desses estudos são fundamentais para orientar as doses do medicamento a serem usadas nas fases subsequentes.

Estudos clínicos de fase 2: o objetivo desta fase é avaliar a eficácia terapêutica potencial do medicamento (isto é, se o medicamento funciona para tratar a doença) e também a segurança desse medicamento (ou seja, se os efeitos colaterais são toleráveis e não colocam a vida do paciente em risco). Os estudos de fase 2 utilizam doses já avaliadas como seguras em estudos de fase 1. No caso das pesquisas em câncer, os estudos de fase 2 são realizados, na maioria das vezes, em estágios avançados da doença.

Estudos clínicos de fase 3: nesta fase, o novo medicamento que está sendo estudado é comparado com o tratamento-padrão existente. Os estudos de fase 3 envolvem grandes grupos de pacientes (podendo ser superiores a 3 mil participantes). Geralmente, são estudos randomizados, isto é, os participantes do estudo são distribuídos em dois grupos de tratamento: o grupo investigacional (que será tratado com o novo medicamento em estudo) e o grupo controle (que receberá o tratamento padrão existente) – a distribuição dos participantes para cada grupo é feita de forma aleatória (como um sorteio), dessa forma, os participantes do estudo têm a mesma chance de cair em um dos dois grupos. Nos casos em que não existe um tratamento-padrão estabelecido para tratar a doença (e somente nesses casos), o grupo controle poderá receber uma substância chamada placebo, que não tem efeito terapêutico (mas também não prejudica a saúde do participante do estudo).

Estudos clínicos de fase 4: são pesquisas realizadas depois que o medicamento foi aprovado para comercialização. Esses estudos somente podem ser realizados nas indicações aprovadas para uso do medicamento. A finalidade é confirmar o valor terapêutico do novo medicamento em grandes grupos de pacientes que o utilizam em situação menos controlada que a estabelecida nos estudos de fase 3. Outros objetivos são estabelecer a incidência de reações adversas já conhecidas ou documentar e acompanhar as que ainda não tenham ocorrido nos estudos de fases anteriores, incluindo as interações medicamentosas.

3. Que pontos tenho de avaliar antes de decidir participar de uma pesquisa clínica?

LISSANDRA DAL LAGO

Como participante de uma pesquisa, você tem o direito de:

1. Ter tempo suficiente para decidir se deve ou não aceitar participar do projeto de pesquisa.
2. Ter tempo para consultar outras pessoas, como seus familiares ou amigos, para auxiliar na decisão de participar ou não da pesquisa.
3. Ter tempo suficiente para tomar essa decisão sem qualquer pressão das pessoas que estão realizando a pesquisa.

tudo o que você sempre quis saber sobre o câncer de mama

4. Recusar o convite para participar do estudo como um todo, sem qualquer penalidade ou prejuízo no seu tratamento.

5. Poder sair do estudo a qualquer momento, sem ter de justificar essa decisão e sem qualquer penalidade.

6. Ser informado sobre a finalidade do estudo para o qual está sendo convidado.

7. Ser informado sobre quais procedimentos serão realizados como parte do estudo, ou seja, tudo que ocorrerá com você durante o estudo. Essas informações devem incluir os tipos de exames que serão realizados e o tipo de material que será coletado (coletas de sangue ou outros materiais biológicos, como "pedaços do tumor" retirado na cirurgia). Caso haja esse tipo de coleta, você deve saber se e onde esses materiais biológicos serão armazenados, por quanto tempo e com qual finalidade.

8. Ser informado sobre quanto tempo você terá de dedicar, caso aceite participar, e qual é a duração da sua participação no estudo.

9. Ser informado sobre as atividades que necessitarão da sua colaboração, como comparecer a consultas ou permanecer internado no hospital.

10. Ser informado, caso o estudo envolva algum tratamento, sobre quais alternativas existem em relação às atividades que serão realizadas.

11. Ser informado, caso exista uma comparação entre tratamentos, sobre a utilização de uma substância que não

sobre pesquisa clínica

tem efeito, denominada placebo. Se esse tipo de substância for utilizada, você deve ser informado também sobre a chance de receber ou não uma substância ativa ou o placebo.

12. Ser informado sobre os riscos de danos previsíveis que podem ser associados ao estudo. Os riscos são estimativas de danos calculadas com base nas informações geradas por outros estudos que avaliam situações semelhantes às do estudo em questão.

13. Ser informado sobre os possíveis benefícios pessoais ao participar do estudo, pois podem ocorrer estudos que não tragam benefícios para os seus participantes. Nesse caso, o pesquisador deve informar sobre essa situação.

14. Ter a garantia de que não terá despesas pessoais durante a participação na pesquisa (por exemplo, você não deverá pagar por consultas e exames a serem realizados durante a pesquisa nem ter despesas com internação). Além disso, você tem o direito de ser reembolsado em algumas despesas, como custo do transporte para realização das consultas (ressarcimento).

15. Ser informado sobre quais pessoas terão acesso às informações coletadas e como esses dados serão protegidos contra acesso indevido. O dever de proteger as informações de pesquisa de seu uso indevido recebe a denominação de confidencialidade.

16. Receber a garantia de que seus dados de identificação pessoal não serão divulgados.

tudo o que você sempre quis saber sobre o câncer de mama

17. Poder autorizar ou não o uso de suas imagens pessoais em publicações científicas.

18. Receber as informações sobre quem poderá responder a suas dúvidas relacionadas à participação na pesquisa.

19. Saber a quem recorrer caso necessite de cuidados de saúde inesperados durante sua participação na pesquisa.

20. Saber quem é a equipe de pesquisadores, especialmente o pesquisador (médico) responsável pelo estudo, a instituição de pesquisa em que o estudo está sendo realizado e um telefone de contato.

21. Saber se existem outras instituições participando do estudo e se suas informações ou seus materiais biológicos serão compartilhados ou não com outros pesquisadores.

22. Saber, em caso de ocorrer algum imprevisto relacionado à pesquisa, que existe a possibilidade de solicitar reparação (indenização).

23. Receber uma cópia datada e assinada do Termo de Consentimento Livre e Esclarecido (TCLE) utilizado no estudo.

4. O que vou ganhar ao participar de uma pesquisa clínica?

CLÁUDIA VASCONCELOS

Os pacientes que participam de uma pesquisa clínica (ou estudo clínico) não recebem compensação financeira, ou seja, não podem ser pagos para participar. Por sua vez, também não precisam pagar para participar de um estudo clínico, o que significa

sobre pesquisa clínica

que as consultas, os medicamentos e todos os exames ou procedimentos (cirurgia, por exemplo) serão cobertos pelo patrocinador do estudo.

No caso de pesquisa com um novo medicamento ainda não aprovado no Brasil, o participante da pesquisa terá acesso a esse medicamento e poderá ou não se beneficiar dele. Além disso, estará ajudando outras pessoas portadoras da mesma doença (câncer de mama, no caso), pois, se for comprovado pela pesquisa que o medicamento é benéfico, outros pacientes poderão utilizá-lo quando for aprovado no Brasil.

5. Quais são meus direitos ao participar de uma pesquisa clínica?

CLÁUDIA VASCONCELOS

Ao participar de uma pesquisa clínica, o paciente tem os seguintes direitos assegurados:

- privacidade (anonimato): as informações pessoais não podem ser divulgadas sem que o sujeito de pesquisa autorize. Uma vez incluído em uma pesquisa clínica, o sujeito de pesquisa será identificado por suas iniciais, sua data de nascimento e por um código específico para cada estudo;
- esclarecimento: o sujeito de pesquisa deve ser informado sobre todos os aspectos e procedimentos da pesquisa e suas dúvidas devem ser esclarecidas sempre que ele solicitar. É um direito do sujeito de pesquisa perguntar sobre qualquer assunto e um dever do pesquisador esclarecê-los;

tudo o que você sempre quis saber sobre o câncer de mama

- informação: o participante de uma pesquisa clínica deve ser informado do andamento do estudo clínico e também de seu resultado;
- autonomia: o sujeito de pesquisa tem a liberdade para decidir se quer participar. Seu modo de pensar, sua crença e seus costumes devem ser respeitados;
- recusa inócua: a pessoa não será prejudicada nem punida caso decida não participar de uma pesquisa clínica;
- desistência: mesmo após ter concordado em participar e ter assinado o Termo de Consentimento Livre e Esclarecido, o sujeito de pesquisa pode sair do estudo a qualquer momento, sem qualquer constrangimento ou prejuízo ao seu tratamento;
- indenização: o sujeito de pesquisa deverá se indenizado por qualquer dano que possa ocorrer comprovadamente por causa do estudo;
- ressarcimento: o sujeito de pesquisa será reembolsado de gastos em decorrência do estudo clínico, como transporte para realizar as consultas e os exames previstos no protocolo. Não pode haver despesas pessoais para o sujeito de pesquisa em qualquer fase do estudo, incluindo exames e consultas;
- acesso ao pesquisador e ao Comitê de Ética em Pesquisa (CEP): o sujeito de pesquisa deve saber quem é o pesquisador e qual é o CEP responsável pela aprovação e pelo acompanhamento do estudo. O sujeito de pesquisa deve ter a possibilidade de fazer contato com o CEP e com o pesquisador

sobre pesquisa clínica

sempre que julgar necessário, de modo que os números de contato telefônico devem ser informados;

- salvaguarda de integridade: a saúde do indivíduo está em primeiro lugar. Nenhum estudo clínico deve ser realizado caso possa prejudicar o sujeito de pesquisa, mesmo que seja altamente vantajoso para a ciência. O pesquisador deve interromper qualquer estudo clínico no qual os riscos estejam sendo superiores aos benefícios.

6. O que é termo de consentimento? Por que tenho de assinar esse documento?

CLÁUDIA VASCONCELOS

O Termo de Consentimento Livre e Esclarecido (TCLE) é um documento obrigatório na condução de uma pesquisa clínica. Os termos que compõem a designação desse documento são:

- consentimento: permissão, autorização;
- livre: voluntário (sem coação);
- esclarecido: informado.

Portanto, o TCLE é um documento que, ao ser assinado pelo participante da pesquisa (sujeito de pesquisa), garante que ele deu sua autorização para participar de determinado estudo clínico de forma voluntária (sem ter sido obrigado a isso), depois de ter sido informado sobre todos os detalhes e procedimentos que serão realizados. Esse documento deve estar escrito em uma

tudo o que você sempre quis saber sobre o câncer de mama

linguagem clara e compreensível e deve contemplar as seguintes informações:

1. Qual é a importância da pesquisa (o que os pesquisadores querem descobrir)?
2. Como o estudo será feito (todos os exames/procedimentos que serão realizados, de que forma e com que frequência e duração)?
3. Como será o acompanhamento (quantas consultas, cirurgias, etc. serão realizadas)?
4. Quais são os benefícios esperados?
5. Quais são os possíveis efeitos colaterais, complicações e riscos?
6. Quais são as outras possibilidades de tratamento existentes além da que está sendo estudada?
7. Como e quando o medicamento será administrado (no caso de pesquisa com medicamentos)?
8. Quem são os responsáveis pelo estudo (pesquisadores ou investigadores) e como entrar em contato com eles?
9. Qual CEP aprovou o estudo (identificação e forma de contato)?
10. Como será o ressarcimento (devolução do dinheiro gasto) por despesas decorrentes do estudo (como transporte e alimentação)?
11. Como será a indenização, caso ocorra algum dano por causa do estudo?

sobre pesquisa clínica

Esse documento deve ser elaborado em duas vias (uma fica com o pesquisador e a outra, com o sujeito de pesquisa) e ser assinado e datado pelo pesquisador e pelo sujeito de pesquisa ou seu representante legal.

O pesquisador deve conversar com o participante e esclarecer todas as suas dúvidas. Somente depois de ter certeza de que ele entendeu a pesquisa clínica que será realizada e concordou em participar voluntariamente é que se pode pedir que ele assine o TCLE.

Quando se é convidado para participar de uma pesquisa clínica, e antes de concordar em participar, é importante ler e reler o TCLE com atenção. Se após a leitura ainda houver dúvidas, esclarecer todas com o médico (pesquisador). Depois de compreender todos os detalhes referentes à pesquisa que será realizada, conversar com seus familiares, fazer anotações e voltar a conversar com o pesquisador. Deve-se assinar o TCLE somente após ter certeza de que compreendeu tudo e de que quer realmente participar, pois acredita que vai se beneficiar. Esse documento deve ser assinado antes do início da pesquisa.

É importante destacar que a participação em uma pesquisa clínica é voluntária (não obrigatória). O sujeito de pesquisa tem a liberdade de sair do estudo a qualquer momento sem que ocorra qualquer prejuízo ao seu tratamento.

7. O que é protocolo de estudo clínico?

CLÁUDIA VASCONCELOS

O protocolo de estudo clínico é um documento que descreve a pesquisa a ser realizada, bem como todos os procedimentos nela inclusos. É um "guia" que orienta os pesquisadores para realizarem corretamente a pesquisa, para que todos os procedimentos sejam padronizados, isto é, para que sejam realizados da mesma forma, já que, muitas vezes, a pesquisa é conduzida em vários centros de pesquisa no Brasil e no mundo.

Alguns dos aspectos descritos no protocolo são:

- lista dos pesquisadores e centros de pesquisa (locais em que a pesquisa será realizada);
- países que participam da pesquisa;
- número de pacientes incluídos na pesquisa;
- critérios de inclusão e exclusão para a seleção dos participantes (p.ex., mulheres de idade superior a 18 anos, portadoras de câncer de mama, que não estejam grávidas nem amamentando, etc.);
- número de consultas realizadas e periodicidade (p.ex., uma consulta a cada 15 dias durante 6 meses);
- exames que serão feitos e periodicidade (p.ex., o paciente fará exame de sangue a cada 15 dias, radiografia de tórax a cada 2 meses, etc.);
- a medicação que será estudada, a dose e a forma de administração (p.ex., a paciente receberá mensalmente o medicamento X, por infusão intravenosa, durante 1 ano);

sobre pesquisa clínica

- os possíveis efeitos colaterais do medicamento, o que o pesquisador deve fazer para tratá-los e quando interromper o tratamento com ele;
- a duração do estudo, ou seja, por quanto tempo o projeto acontecerá;
- a qualificação dos pesquisadores: os médicos devem comprovar que são qualificados para realizar a pesquisa.

O protocolo de estudo clínico deverá ser submetido à aprovação do Comitê de Ética em Pesquisa (CEP) antes do início da pesquisa. Qualquer alteração durante a pesquisa também deve ser submetida à aprovação do CEP por meio de uma emenda ao protocolo (ou seja, a alteração deverá ser incluída e descrita no protocolo).

8. O que é Comitê de Ética em Pesquisa?

CLÁUDIA VASCONCELOS

Na condução de uma pesquisa clínica, há vários envolvidos:

- pesquisador ou investigador principal e equipe: o pesquisador é o médico que conduz a pesquisa (ou o estudo clínico). O subpesquisador é o médico que apoia o pesquisador e o substitui, quando necessário. O coordenador de estudos clínicos é, em geral, um enfermeiro ou farmacêutico que coordena todas as atividades do estudo, como agendamento de consultas e exames, entrega de medicamentos aos pacientes (no caso de pesquisa realizada com medicamentos orais), preenchimento de documentos, etc. Todos esses profissionais estão no centro de pesquisa, isto é, no local em que ela é realizada, que pode ser um hospital ou uma clínica pública ou privada;

* paciente: o participante de uma pesquisa clínica é chamado "sujeito de pesquisa";

* patrocinador: é quem apoia financeiramente a pesquisa clínica. Pode ser uma empresa ou instituição pública ou privada;

* autoridades regulatórias: são os responsáveis por aprovar a condução de um estudo clínico; ou seja, antes de o pesquisador começar um estudo clínico, ele deve pedir autorização para realizar a pesquisa aos órgãos regulatórios. Essas autoridades também acompanham todo o andamento do estudo, para garantir que a segurança, os direitos e o respeito por todos os participantes estão sendo priorizados. No Brasil, há dois órgãos regulatórios: o Comitê de Ética em Pesquisa (CEP), que aprova a realização do estudo em determinado centro de pesquisa, e a Comissão Nacional de Ética em Pesquisa (Conep), que aprova a realização de estudos específicos no Brasil. Alguns estudos ainda precisam da aprovação da Agência Nacional de Vigilância Sanitária (Anvisa), que controla as importações dos medicamentos em estudo que serão fornecidos aos pacientes participantes no Brasil, bem como o envio de material biológico de pacientes brasileiros ao exterior (em geral, para um laboratório central,

que realizará determinados exames cujos dados serão utilizados na pesquisa).

O Comitê de Ética em Pesquisa (CEP) foi constituído por meio da Resolução 196/96 do Conselho Nacional de Saúde (CNS) e é o órgão responsável por garantir a integridade do sujeito de pesquisa e de seus direitos. Os comitês de ética são compostos por membros de todas as áreas (médico, advogado, psicólogo, sacerdote religioso, enfermeiro, representante da sociedade e/ou do paciente, entre outros), que se reúnem periodicamente para aprovar a realização das pesquisas (estudos) enviadas pelos médicos (pesquisadores).

A Resolução 196/96 define as diretrizes e normas regulamentadoras de pesquisas envolvendo seres humanos. No seu item VII, há mais informações sobre o CEP (organização, composição, atribuições) e, no item VIII, estão as informações relativas à CONEP. É possível acessar essa Resolução (e todas as outras relativas à condução de uma pesquisa clínica no Brasil) na página eletrônica da Conep: http://conselho.saude.gov.br/web_comissoes/conep/aquivos/resolucoes/resolucoes.htm.

A seguir, estão relacionados alguns telefones e endereços, inclusive endereços eletrônicos, de algumas instituições envolvidas com pesquisa clínica no Brasil.

1. Conep – Comissão Nacional de Ética em Pesquisa do Conselho Nacional de Saúde – Ministério da Saúde. End.: Anexo – Ala B – 1º andar, salas 128 a 147. CEP:

tudo o que você sempre quis saber sobre o câncer de mama

70058-900 – Brasília – DF; Tel.: (61) 3315-2951; e-mail: conep@saude.gov.br; *home page*: www.conselho.saude.gov.br.

2. Anvisa – Agência Nacional de Vigilância Sanitária. End.: SEPN 515 – Bloco B – Edifício Ômega – Av. W 3 Norte. CEP: 70770-520 – Brasília – DF; Tel. (61) 3448-1209; e-mail: gepec@anvisa.gov.br; *home page*: www.anvisa.gov.br.

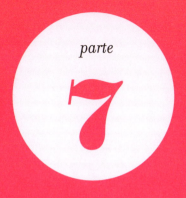

SOBRE O ACOMPANHAMENTO DO CÂNCER DE MAMA

tudo o que você sempre quis saber sobre o câncer de mama

1. Como é feito o acompanhamento depois do tratamento? Que exames terei de fazer e com que frequência? Por quanto tempo?

JOSÉ BINES

A parte mais importante no acompanhamento pós-câncer de mama é a consulta médica, inicialmente feita a cada 3 a 6 meses, além da imagem da mama (em geral a mamografia), anualmente. A frequência desse seguimento diminui nos anos seguintes e não há necessidade de realização de exames de rotina, como de sangue, radiografia, ultrassonografia ou tomografia.

Caso apareça algum novo sintoma (p.ex., nódulo, dor, tosse, cansaço, emagrecimento, etc.), com duração de algumas semanas, deve-se procurar o médico para que uma investigação mais detalhada seja feita.

2. O câncer de mama pode voltar? Se voltar, quais são as chances de cura?

JOSÉ BINES

O risco de o câncer de mama voltar é maior nos primeiros 2 a 3 anos após o diagnóstico. Ao longo dos anos, o risco diminui de forma progressiva.

Pode-se dividir o retorno do câncer de mama em duas partes: local ou regional, isto é, na mama ou em sua região, e em área distante da mama (osso, pulmão, fígado, etc.). A abordagem é diferente em cada caso. No primeiro, cirurgia e/ou radioterapia podem ser consideradas e o tumor pode ser completamente eliminado. Já no segundo, de recorrência da doença em outra

sobre o acompanhamento do câncer de mama

parte do corpo, uma biópsia (retirada de um fragmento) deve ser tentada para a confirmação do diagnóstico e a avaliação das características do tumor (p.ex., receptores). Se for confirmada a volta do câncer fora da mama, o tratamento tem como objetivo principal o controle da doença.

O avanço do tratamento do câncer de mama tem contribuído para a melhoria dos cuidados após a recorrência.

3. Existe algum exame que eu possa fazer para saber se o meu câncer de mama tem mais ou menos chance de voltar?

JOSÉ BINES

Algumas características são avaliadas para entender melhor o risco de o câncer de mama retornar, como a idade da paciente, a existência de tumor nos gânglios (linfonodos, ínguas) da axila ao lado, o tamanho do tumor e algumas características que dizem como ele é alimentado (como receptores). Depois de reunir essas informações, o médico é capaz de prever, de forma aproximada, o risco de o câncer voltar, assim como recomendar o melhor tratamento para diminuir esse risco.

4. O que são metástases? E qual é o tratamento? Quais são as chances de cura? Existe algum tipo de metástase que é mais perigoso?

JOSÉ BINES

Metástase corresponde à recorrência do tumor em outra parte do corpo, diferente do local em que ele começou. O tratamento depende de vários aspectos: quando ela acontece em relação ao diagnóstico, as características do tumor, o local em que ela acontece, se está associada a sintomas, etc.

O câncer de mama pode retornar na pele, nos gânglios, nos ossos, no fígado, no pulmão, na cabeça, entre outros. Quando ocorre metástase, modifica-se a filosofia de abordagem e o tratamento passa a ter como objetivo o controle da doença, por meio da melhora dos sintomas, da qualidade de vida e do aumento da sobrevida. Metástases em órgãos como pulmão e fígado, assim como na cabeça, merecem atenção especial.

5. Tive câncer de mama há 2 anos e ainda faço hormonoterapia. Posso engravidar?

JOSÉ BINES

Este é um problema importante especialmente para as mulheres jovens que tiveram câncer de mama. Alguns aspectos merecem atenção:

- gravidez não aumenta o risco de o câncer de mama retornar;
- quanto à duração do tratamento hormonal após a cirurgia da mama, 2 anos apresentam resultados superiores a 1 ano e o mesmo acontece com 5 anos em relação a 2 anos. Isto é, a duração mais longa da hormonoterapia (5 anos) diminui as chances de o câncer retornar em comparação aos tempos mais curtos;

sobre o acompanhamento do câncer de mama

- conforme o passar do tempo, a idade avança e a chance de gravidez diminui;
- a gravidez é proibitiva durante o tratamento com hormonoterapia.

Assim, após explicação desses vários pontos à paciente, associados às importantes considerações pessoais e familiares, ela deve participar da decisão de forma compartilhada com o médico. Caso opte pela gravidez, o tratamento hormonal deve ser interrompido 6 meses antes de tentar engravidar.

6. Já fiz cirurgia, quimio e radioterapia. Há 10 meses estou tomando tamoxifeno, mas continuo menstruando. Isso significa que o remédio não está fazendo efeito?

JOSÉ BINES

Há duas estratégias principais de tratamento hormonal: diminuir os níveis ou bloquear a ação dos hormônios femininos. O tamoxifeno usa essa segunda estratégia e, embora altere a menstruação, muitas vezes faz com que ela fique irregular ou mesmo interrompida.

A presença da menstruação, no entanto, não indica que o tamoxifeno não está funcionando.

7. Estou tomando hormônios há 2 anos e não tenho libido nem prazer sexual. Há algo que eu possa fazer para melhorar?

CLARISSA MATHIAS

A perda do desejo e do prazer sexual pode estar diretamente relacionada à redução de estrógeno, progesterona ou testosterona, causada pelo tratamento para o câncer de mama. No entanto, os dados da literatura são controversos quanto às consequências decorrentes do uso de terapia hormonal sobre a função sexual.

Infelizmente, não existem, até o momento, medidas eficazes comprovadas para o tratamento da disfunção sexual em mulheres pós-tratamento para o câncer de mama. A utilização de lubrificantes vaginais tópicos é recomendada rotineiramente, mas nem sempre se obtêm resultados satisfatórios em relação ao controle de sintomas locais. A avaliação de um terapeuta sexual ou psicoterapeuta possui efeito positivo na resolução dessa disfunção.

Procure diminuir a importância do orgasmo, pelo menos momentaneamente. Enquanto você se recupera, concentre-se no prazer do toque, do beijo, da imaginação, e não no orgasmo pênis-vagina. Reduzir a importância dada ao orgasmo vaginal pode permitir que ele aconteça mais cedo do que o esperado.

Se você estiver tomando tamoxifeno e receber a indicação de usar um antidepressivo para melhorar a função sexual, discuta com o seu médico sobre qual antidepressivo pode ser utilizado, pois muitos interferem na habilidade do corpo de converter o tamoxifeno à sua forma ativa.

sobre o acompanhamento do câncer de mama

Tome atitudes que a tornem mais atrativa, *sexy* e desejável. Cuide da sua aparência e do seu espírito, leia bons livros e procure cercar-se de pessoas que a fazem se sentir bem. Pratique exercícios físicos que estimulam a produção de endorfinas e provocam sensação de bem-estar geral, melhorando a sua vida sexual.

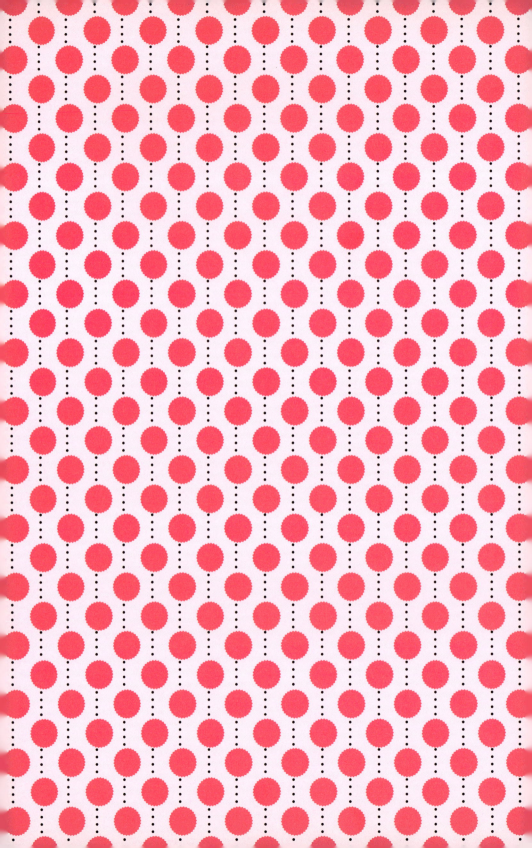

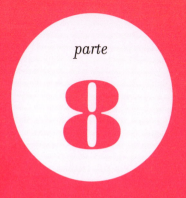

APÓS O TRATAMENTO DO CÂNCER DE MAMA

1. Tive câncer na mama direita. Qual é o risco de eu ter outro tumor na mama esquerda?

RICARDO MARQUES

O risco é altamente variável e depende do tipo de tumor que você teve (p.ex., se depende ou não de hormônio feminino, chamado receptor hormonal positivo ou negativo), da sua idade, da presença de uma predisposição genética (p.ex., uma mutação nos genes *BRCA1* e *BRCA2*) e do tipo de medicamento que você está usando (p.ex., para os cânceres com receptor hormonal positivo, o uso de tamoxifeno e medicamentos do grupo dos inibidores da aromatase reduzem as possibilidades de câncer na outra mama).

O risco médio de uma mulher desenvolver tumor na outra mama está em torno de 0,45% por ano para os cânceres com receptor hormonal positivo e de 0,60% por ano para aqueles com receptor hormonal negativo.

2. Sou jovem e tive câncer de mama. Posso usar anticoncepcional e DIU? Qual é a melhor forma de evitar a gravidez? Quando poderei engravidar?

RICARDO MARQUES

Após o tratamento do câncer de mama, a paciente não deve ser tratada com hormônios femininos. Os anticoncepcionais são uma combinação de hormônios femininos e, portanto, estão contraindicados em mulheres que tiveram o câncer de mama. O dispositivo intrauterino (DIU) pode ser utilizado com segurança, preferencialmente os que não contêm hormônios.

após o tratamento do câncer de mama

A gravidez não aumenta os riscos de o câncer de mama voltar e, portanto, é segura após o tratamento. O melhor momento para engravidar é variável para cada paciente pelo seguinte motivo: independentemente da gravidez, todo câncer de mama tem risco de voltar (recidivar). Esse risco, ao longo dos anos, depende do tamanho do tumor, do subtipo de câncer e do número de linfonodos axilares com metástases do câncer de mama. Há situações clínicas em que esse risco de recidiva é pequeno e, após o término do tratamento, um período de três anos pode ser seguro. Em outras situações clínicas, como aquelas em que o tumor é altamente dependente do hormônio feminino, um período mínimo de cinco anos de uso de anti-hormônios é o adequado e, obviamente, nesse período, a gravidez implicaria uma suspensão desses medicamentos, o que não seria adequado.

A conversa aberta e franca com o seu médico indicará o melhor momento para você engravidar.

3. Tenho mais chance de ter osteoporose por causa do câncer de mama que tive?

RICARDO MARQUES

Sim. Alguns medicamentos utilizados no seu tratamento podem acelerar a perda da massa óssea e aumentar o risco de osteoporose. Após a menopausa, há um processo normal (chamado fisiológico) de redução da massa óssea pela diminuição dos hormônios femininos. A quimioterapia nas pacientes antes da menopausa pode reduzir a produção de hormônios femininos

tudo o que você sempre quis saber sobre o câncer de mama

pelos ovários e induzir uma perda precoce da massa óssea. Medicamentos que bloqueiam a produção de hormônios femininos antes da menopausa ou que reduzem os níveis já diminuídos de hormônios após essa fase (p.ex., os medicamentos chamados inibidores da aromatase) aceleram a perda óssea e podem causar a osteoporose.

A osteoporose pode ser evitada nessa situação com uma série de medidas preventivas, como:

- praticar atividades físicas regulares, como caminhadas ou exercícios com carga;
- não fumar;
- reduzir a ingestão de cafeína ao mínimo possível;
- ter uma ingestão adequada de vitamina D e cálcio (discutir com uma nutricionista a respeito);
- ter uma exposição adequada ao sol, fundamental para a ativação da vitamina D;
- checar a dosagem de vitamina D no sangue.

O médico poderá prescrever medicamentos para reduzir essa perda de massa óssea de acordo com uma análise cuidadosa dos hábitos alimentares, da prática de atividade física, dos níveis de vitamina D e da densitometria da paciente.

O risco aumentado de osteoporose existe, mas é perfeitamente administrável e pode ser evitado.

4. Quando posso considerar que estou curada do câncer de mama?

SÉRGIO AZEVEDO

Os médicos consideram as pacientes com câncer de mama curadas quando não apresentam recidiva da doença, isto é, o reaparecimento da doença já tratada, seja na mama ou em outros locais.

Alguns fatores oferecem uma "pista" sobre evolução do câncer de mama; são os chamados fatores prognósticos. Portanto, prognóstico é uma tentativa de prever o futuro de uma paciente em relação ao retorno ou não do câncer de mama. O não retorno da doença é o caminho para a cura.

A chance de a doença voltar, no caso de mulheres que tiveram câncer de mama inicial, depende das características do tumor (tamanho na época do diagnóstico, tipo de tumor e extensão da doença; p.ex., comprometimento ou não da axila) e da paciente (idade, situação da menopausa, condição clínica geral). Se a paciente foi bem operada e, após realizar os tratamentos complementares (radioterapia, quimioterapia, hormonoterapia) de forma adequada, não apresenta evidência de doença, pode-se considerá-la curada, embora seu acompanhamento deva ocorrer por tempo indeterminado.

No início, o acompanhamento é feito com maior frequência, sendo espaçado conforme o tempo passa. Quando a paciente permanece sem evidência de recorrência ou recidiva da doença (no local, na região ou em outros órgãos) ao longo de meses e anos, a chance de estar curada aumenta. Os médicos geralmente consideram dois e cinco anos sem evidência de doença após o término dos tratamentos para doença inicial como marcos de cura. Quando a paciente atinge esses marcos, deve realmente comemorar, pois aquelas que se curaram, em especial de câncer inicial de mama, passaram por esses marcos.

Entretanto, não se deve esquecer que essa doença pode voltar. Sem perder a calma ou menosprezar o fato positivo de ter ultrapassado os marcos de cura, deve-se respeitar o passado e manter o acompanhamento médico periódico. A periodicidade desse acompanhamento depende da idade da paciente, das características da doença original e inclui avaliações clínicas, ginecológicas e mamografias anuais, brindando, a cada revisão, o sucesso do tratamento prévio.

Nos casos de pacientes com câncer de mama já metastático (ou seja, quando a doença se espalhou para outros órgãos), o objetivo do tratamento difere por se tratar de uma doença crônica. Nesses casos, as prioridades do tratamento passam a ser o controle da doença e a diminuição ou supressão de seus sintomas, para melhoria da condição clínica. O ganho de tempo e de qualidade de vida também passa a ser prioridade dos tratamentos.

5. Tive câncer de mama e estou na menopausa. Posso fazer tratamento com reposição hormonal para melhorar a secura vaginal e os fogachos?

SÉRGIO AZEVEDO

A terapia de reposição hormonal (TRH) de rotina para as mulheres na pós-menopausa tem mudado em suas indicações e perspectivas. Pesquisas realizadas por cientistas não confirmaram

após o tratamento do câncer de mama

muitas das supostas vantagens oferecidas pelos tratamentos preventivos de reposição hormonal, como proteção cardiovascular, saúde mental e prevenção da osteoporose. A reposição hormonal rotineira também está claramente associada a risco (relativo) aumentado para o desenvolvimento de cânceres de mama, ovário e endométrio, também observado nessas pesquisas. Assim, a reposição hormonal é vista atualmente como tratamento individualizado a cada situação, e não como medida preventiva.

Em um número muito grande de mulheres, o câncer de mama pode ser caracterizado como hormônio dependente, ou seja, quando o tumor é alimentado pelo hormônio feminino (estrógeno). Em grande parte das mulheres com câncer de mama, os tratamentos são baseados em retirar ou minimizar a produção do hormônio feminino. Desse modo, ao se utilizar a reposição hormonal nesses casos, alimenta-se o tumor, proporcionando seu desenvolvimento.

Ter tido câncer de mama é uma contraindicação para a reposição hormonal ou para o uso de estrógenos de qualquer natureza. Portanto, a TRH preventiva não pode ser considerada. Há outros tratamentos que não envolvem hormônios e são eficazes para aliviar sintomas de secura vaginal e fogachos. Médico e paciente devem, em conjunto, buscar essas opções, que não são as mesmas para todas as mulheres.

O uso individualizado e criterioso da TRH em pacientes que tiveram câncer de mama deve ser considerado apenas em situações excepcionais, nas quais o benefício à paciente se sobrepõe ao risco assumido, levando-se em conta a severidade dos sintomas e a exclusão de outras opções de tratamento.

tudo o que você sempre quis saber sobre o câncer de mama

6. Agora que terminei o tratamento, que cuidados devo tomar para evitar que a doença volte?

DANIELA DORNELLES ROSA

Quando o tratamento de uma paciente com câncer de mama termina, é muito importante que seja iniciado um acompanhamento regular com seu mastologista e seu oncologista. De acordo com as recomendações do Instituto Nacional do Câncer (Inca), você deve ser reavaliada a cada seis meses nos primeiros cinco anos após o tratamento. Nessas avaliações, o médico perguntará se você tem novos sintomas e fará seu exame físico para certificar-se de que está tudo bem. Após completarem-se 5 anos desde o seu tratamento, as consultas passam a ser anuais.

Há alguns serviços médicos que possuem uma rotina diferente, como fazer o exame físico a cada 3 a 4 meses nos primeiros dois anos após o tratamento. Do 3° ao 5° ano, esse exame pode ser feito a cada seis meses; do 5° ano em diante, é anual. Os exames de imagem costumam ser repetidos uma vez por ano. Caso surjam sintomas ou sinais que o médico julgar necessário investigar, ele pedirá exames com uma frequência diferente da citada anteriormente. Deve-se realizar exame ginecológico todos os anos, principalmente para quem usa tamoxifeno.

A manutenção de hábitos de vida saudáveis tem se mostrado muito importante na prevenção do câncer de mama. Sabe-se que o tabagismo, o alcoolismo e a obesidade são fatores de risco que contribuem para que uma pessoa tenha câncer de mama. Então, parar de fumar é essencial, bem como beber álcool apenas dentro das quantidades máximas recomendadas, para minimizar os riscos à

após o tratamento do câncer de mama

saúde. Em relação à obesidade, é fundamental que se mantenha um índice de massa corporal (IMC) adequado, pois várias pesquisas mostram que há relação entre ganho de peso excessivo após o tratamento e risco aumentado de o câncer de mama voltar. Para conseguir manter um peso normal, é necessário ter uma alimentação saudável e fazer exercícios físicos regularmente. O exercício moderado (caminhar, andar de bicicleta ou nadar) por 30 minutos diariamente ou a cada dois dias, além de ajudar a manter um IMC normal, pode reduzir a ansiedade e a depressão, melhorar o humor e a autoestima e reduzir a fadiga, as náuseas, a dor e a diarreia.

Caso haja história de câncer (não só de mama) na sua família, é importante relatar isso aos seus médicos, para que eles verifiquem se há necessidade de avaliação com um médico geneticista, que investiga risco de câncer hereditário. Menos de 10% das mulheres têm câncer de mama hereditário e, nesses casos, o acompanhamento após o tratamento é um pouco diferente e existem estratégias específicas para diminuir o risco de a doença retornar nessa situação.

É essencial lembrar que, geralmente, mulheres que tiveram câncer de mama não devem tomar medicamentos que contenham hormônios femininos, como contraceptivos orais, terapias de reposição hormonal na menopausa e determinados cremes vaginais. Dessa forma, é muito importante informar isso para médicos de outras especialidades que venham a receitar medicamentos, assim como entrar em contato com os médicos responsáveis pelo seu tratamento quando for necessário utilizar algum medicamento novo.

tudo o que você sempre quis saber sobre o câncer de mama

Finalmente, recomendam-se estratégias para relaxar, diminuindo a tensão e o estresse, para tentar minimizar o medo de que a doença volte, o que é muito comum em pessoas que acabaram de sair do tratamento. Muitas vezes, é necessário o apoio de um psicólogo ou psiquiatra para auxiliar na reabilitação após o tratamento do câncer de mama. Evitar ou tratar a depressão e a ansiedade que muitas vezes aparecem ao longo do tratamento é fundamental para que se consiga uma vida saudável e feliz.

7. Meus cabelos cresceram de novo. Posso pintá-los?

DANIELA DORNELLES ROSA

Sim, não há contraindicações formais ao uso de tinturas no cabelo. Muitas vezes, ouve-se falar que não se devem utilizar tinturas com amônia, mas nenhum estudo até o momento associou a amônia a maior risco para câncer de mama. De modo geral, inclusive, os estudos mostraram não haver risco de câncer. O que a amônia parece ter é o potencial de acelerar a queda dos cabelos, o que faz com que algumas pessoas prefiram evitá-la.

Embora não haja dados muito claros sobre aumento no risco de câncer de mama com o uso de formol, é aconselhável evitar tratamentos que contenham essa substância (como as escovas progressivas). O formol é tóxico quando em contato com a boca (ingestão via oral), com o sistema respiratório (inalação), com a pele e com os olhos. Instituições internacionais comprovaram que ele possui potencial para formar diferentes tipos de cânceres em humanos. Para maiores informações, consulte:

1. Agência Internacional para Pesquisa do Câncer: www.iarc.fr.
2. Agência de Proteção Ambiental dos Estados Unidos: www.epa.gov.
3. Agência de Saúde e Segurança Ocupacional dos Estados Unidos: www.osha.gov.

No Brasil, há uma lei que reconhece o exercício das atividades profissionais de cabeleireiros, barbeiros, esteticistas, manicures, pedicures, depiladores e maquiadores, a Lei 12.595 de 2012. De acordo com essa Lei, os profissionais devem seguir as normas sanitárias que garantem menor risco de toxicidade a eles mesmos e aos seus clientes. Assim, é importante que a pintura dos cabelos que já começaram a crescer seja feita em estabelecimentos regulamentados.

8. Terminei o tratamento de um câncer de mama há 1 ano. Estou me sentindo muito bem. Meu marido quer fazer uma viagem. Tem algum risco? Posso viajar de avião?

DANIELA DORNELLES ROSA

Geralmente, o tratamento para o câncer de mama não é um problema para quem quer viajar. Os cuidados que devem ser tomados não dizem respeito ao tratamento realizado ou ao fato de você ter tido o câncer de mama, mas a outros problemas de saúde que você possa ter. Por exemplo, se você tem anemia, falta de ar ou fez uma cirurgia recente, provavelmente seu médico fará recomendações especiais para a sua viagem ou pedirá para que você

tudo o que você sempre quis saber sobre o câncer de mama

a adie. No entanto, se você não tem problemas de saúde importantes e quer viajar de avião, não há problema.

É interessante verificar como funciona o sistema de saúde do local para onde você vai viajar, para que as providências em relação a seguros de saúde sejam tomadas (isso serve para qualquer pessoa, independentemente de ter tratado câncer de mama ou não).

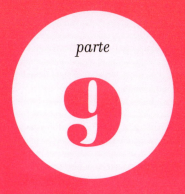

ASPECTOS PSICOSSOCIAIS DO CÂNCER DE MAMA

tudo o que você sempre quis saber sobre o câncer de mama

1. Os aspectos emocionais pessoais podem interferir no aparecimento ou no sucesso do tratamento de um câncer de mama?

ELISA MARIA PARAHYBA CAMPOS

IVETE S. YAVO

Sim. A relação entre os estados emocionais e o câncer é algo observado há mais de 2.000 anos. Estudos e pesquisas vêm sendo desenvolvidos com o objetivo de melhor compreender essa relação.

Em um tratado escrito em 1701 sobre a natureza e as causas do câncer, a influência de infelicidades e desventuras da vida já era citada como facilitadora do desenvolvimento de um tumor. Nessa perspectiva, nota-se que é crescente o número de pesquisas que apontam quanto a saúde mental e o equilíbrio emocional são importantes em qualquer fase do processo de adoecimento, seja no momento do diagnóstico, durante ou após o tratamento.

Um exemplo claro da ligação entre aspectos emocionais e câncer é o próprio estresse, que pode favorecer um estado de depressão, resultando em agravamento da doença. Dessa forma, o convívio com os amigos e a família e a manutenção de hábitos saudáveis e prazerosos devem ser muito valorizados e mantidos, pois podem ter, na maioria das vezes, uma função positiva em todo o processo.

2. O câncer é um castigo? O que eu fiz para merecer isso?

ELISA MARIA PARAHYBA CAMPOS

IVETE S. YAVO

Geralmente, observa-se que pessoas que recebem um diagnóstico de câncer se veem diante de uma série de dúvidas e incertezas. Muitas perguntas são feitas, como "por que eu?" ou "o que fiz para adoecer assim?".

Pessoas que até então acreditavam viver de forma saudável, com boa qualidade de vida, são as que mais verbalizam essas dúvidas e questões. Nesse momento, também é comum buscar respostas nas próprias histórias e crenças, tentando responder ao que ainda é nebuloso e compreendê-lo.

O câncer não deve ser encarado como um castigo. Suas causas são multifatoriais e a própria ciência, até os dias de hoje, tenta desvendar as relações entre esses fatores. O mais importante talvez seja, em vez de perguntar "por quê?", perguntar "como?", ou seja, "como posso fazer para enfrentar melhor esse processo?", pois a vida continua e é nela que se deve investir energia.

Envolver valores e crenças, em geral, não é favorável nessa fase, pois pensar em castigo, culpando-se pelo ocorrido, traz apenas sofrimento e maior dificuldade de enfrentamento. As pessoas têm, sim, grande participação no aparecimento de doenças, mas como sujeitos responsáveis por sua saúde e seu bem-estar. É preciso sentir-se responsável por si mesmo e assumir as rédeas da nova situação, e não se sentir culpado por algo que ainda se tem muito a compreender.

3. Descobri que tenho câncer de mama. Minha mãe e meu irmão morreram de câncer de mama. Estou desesperada, com medo de morrer. Como lidar com isso?

ELISA MARIA PARAHYBA CAMPOS

IVETE S. YAVO

Um bom ponto de partida para lidar com essa angústia e com o medo da morte é voltar-se para o fato de quanto uma boa qualidade de vida pode colaborar para o bom enfrentamento das doenças. Por outro lado, pensando que para promover a qualidade de vida é importante manter hábitos saudáveis e bom equilíbrio emocional, pode-se imaginar quanto é conflitante manter bons pensamentos nesse momento.

Alguns processos de adoecimento, como o câncer, carregam consigo a ideia de morte iminente. Observa-se que, em algumas situações, especialmente quando há histórico de morte na família por uma neoplasia, as preocupações ligadas à finitude da vida são exacerbadas, gerando medo e angústia. Essas preocupações e o próprio medo da morte são inerentes ao processo de desenvolvimento de todas as pessoas, possuindo, até mesmo, uma função vital que privilegia o instinto de autoconservação. Contudo, em situações de adoecimento grave, podem emergir questões ligadas ao luto antecipatório, como o medo do sofrimento e os sentimentos de impotência, culpa e reparação.

É importante lembrar que cada indivíduo é único. Mesmo que seja diagnosticado com a mesma doença, a forma como ela irá se desenvolver está diretamente relacionada a inúmeros

aspectos psicossociais do câncer de mama

fatores, incluindo a história e os hábitos de vida e até a estrutura psíquica para lidar com situações estressantes como essas.

4. Qual é a melhor maneira de contar aos meus filhos que estou com câncer de mama?

ELISA MARIA PARAHYBA CAMPOS

IVETE S. YAVO

Um câncer não é uma doença para uma pessoa sozinha. O tratamento do câncer de mama requer o auxílio de diversas pessoas, desde os profissionais de saúde até a pessoa que se encarrega de cozinhar para o paciente nos momentos em que ele necessitar.

É importante criar uma rede de apoio da qual os filhos farão parte durante todo o tempo. Partindo desse princípio, uma conversa franca em que se pode expor as próprias percepções sobre o que está acontecendo deve ser estabelecida com todos da família, especialmente com os filhos. Muitas vezes, subestima--se a capacidade de compreensão das crianças e, tentando protegê-las, elas são excluídas do processo. Essa é uma via perigosa, pois os filhos, assim como o paciente com câncer, sentem-se temerosos e preocupados com o que está acontecendo. Temem pelo futuro e sobretudo pela possibilidade de ausência da mãe, o que confirma que o silêncio não é positivo nessa situação.

Observe seu momento e, quando estiver segura, converse com eles. Comece perguntando o que eles sabem e, em seguida, pontue o que você está vivenciando.

5. Desde que descobri que tenho câncer de mama, não faço outra coisa além de chorar. Não tenho vontade de sair e não quero ver ninguém. Isso é um pesadelo. O que posso fazer para me levantar?

ELISA MARIA PARAHYBA CAMPOS

IVETE S. YAVO

O diagnóstico de câncer carrega consigo mitos e tabus. Ainda hoje, é encarado como uma sentença de morte. Embora muitos avanços tenham acontecido em relação ao tratamento, a incerteza e o medo do desconhecido ainda são muito presentes nesses casos. Assim, em um primeiro momento, essa reação é normal, mas é importante encarar a situação e acreditar que é um fato transitório em sua vida. Você está viva e é capaz de decidir o que é melhor para você.

Encarar a situação, sem temor e sem culpa, só vai ajudá-la a superar essa fase, em que o medo do desconhecido tanto a assusta. Caso você perceba que está muito difícil encontrar um ponto de equilíbrio, não hesite em buscar ajuda profissional. Conversar muito com seu médico, estabelecendo um bom canal de comunicação para tirar dúvidas, é um excelente caminho. Aliás, o auxílio de um profissional especializado, como um psico-oncologista, também é muito importante nesse momento.

Procure tirar o foco da sua atenção na patologia, observando o mundo ao seu redor e procurando, aos poucos, retornar às coisas que costumavam lhe dar prazer. Mesmo que você sinta muita dificuldade, reaproxime-se dos amigos, das leituras e dos

aspectos psicossociais do câncer de mama

grupos dos quais você fazia parte; invista em seu mundo interior, mas não se esqueça do mundo externo, que pode servir como apoio extremamente eficaz.

6. Fui convidada para participar de um grupo de pacientes. Isso ajuda? Não vou ficar mais deprimida?

ELISA MARIA PARAHYBA CAMPOS

IVETE S. YAVO

Quando se atravessam momentos difíceis na vida, é sempre bom ouvir a experiência de quem já passou e passa por situações semelhantes; assim, a participação em um grupo de apoio é muito importante. Entretanto, embora os membros do grupo estejam vivenciando uma situação comum a todos, como o diagnóstico de um câncer de mama, deve-se sempre lembrar que cada pessoa é um ser diferente, com a própria história, suas particularidades, seus relacionamentos. Aliás, sabe-se hoje que esses fatores são determinantes, até mesmo na forma como se enfrenta uma doença grave. Desse modo, desde que se tenha isso muito claro, trocar experiências com outras pessoas só traz benefícios.

A participação em um grupo de pacientes deve ser algo prazeroso, em que nossos limites devem ser respeitados, ou seja, a troca de experiências em grupo é valiosa, mas desde que nos sintamos à vontade em participar.

7. Estou careca e sem peito. Tenho medo de que meu marido se separe de mim. Como conversar com ele?

ELISA MARIA PARAHYBA CAMPOS

IVETE S. YAVO

As pessoas são, o tempo todo, cobradas a corresponder aos padrões de beleza preestabelecidos pela nossa sociedade e muito difundidos pela mídia. Muitas vezes, esquecem-se de olhar para dentro de si mesmas e de se perguntar quais são seus padrões e suas qualidades.

Frequentemente, vive-se tentando atender a um modelo do que é ser mulher ou homem que nem sempre combina consigo. Quando se está seguro daquilo em que se acredita, é possível externalizar, de maneira tranquila e saudável, o que se pensa.

É comum, nessa fase, os companheiros apresentarem dificuldades para lidar com esse novo momento para a mulher. Assim como você deve ter sentido medo e insegurança por não saber com certeza os fatos que estão por vir, os homens, na maioria das vezes, se comportam da mesma forma. São comuns relatos de maridos que, assustados pelo impacto do diagnóstico da esposa querida, não sabem o que fazer e acabam se fechando, acreditando que, assim, podem poupá-las.

Nada é melhor que ter uma conversa franca e tranquila com seu companheiro, dividindo com ele suas preocupações e seus medos, lembrando sempre de que ouvi-lo é igualmente importante. O ideal é que toda relação se baseie em princípios claros e sinceros, pois o amor é uma construção diária na qual não estão envolvidos apenas fatores físicos, mas também outros que ultrapassam essa dimensão.

8. Devo contar no meu trabalho que estou com câncer de mama? Tenho medo de ser demitida e de que as pessoas tenham pena de mim.

ELISA MARIA PARAHYBA CAMPOS

IVETE S. YAVO

Receber o diagnóstico de câncer de mama não deve ser encarado como "culpa", ainda que, mesmo nos dias atuais, a falta de esclarecimento de muitas pessoas e a própria dificuldade de acesso a informações sobre o tratamento e o diagnóstico gerem preconceito e medo. Pense que, nesse momento, o mais importante é você e sua saúde.

O grande desafio que o câncer impõe é a aliança consigo mesma, muito necessária nesse período. Geralmente, o tratamento é longo e, quando se trabalha e mantém uma vida ativa, a rotina pode sofrer alterações. Serão necessárias consultas médicas, sessões de quimioterapia e radioterapia, o que justifica a importância de conversar na empresa em que trabalha, até mesmo porque há um compromisso legal e ético com a instituição.

O importante é o modo como o comunicado deve ser feito, por meio do Departamento Pessoal ou com o próprio dono da empresa, dependendo de você e da sua postura em relação à reação do outro ao saber do fato. Lembre-se de que você não é responsável pelas atitudes e pensamentos do outro, mas pelo seu bem-estar interior.

tudo o que você sempre quis saber sobre o câncer de mama

9. Tenho 29 anos, estou tratando um câncer de mama e estou bem, mas tenho de usar peruca. Comecei a sair com um rapaz. Estou em dúvida se devo ou não contar a ele ou se é melhor não me envolver com ninguém neste momento.

ELISA MARIA PARAHYBA CAMPOS

IVETE S. YAVO

Nesse momento, a vida social é muito importante. Amigos e família podem ajudar e oferecer muito apoio. Não há limites para conhecer novas pessoas, novos lugares e estabelecer novos relacionamentos. A regra é a mesma: se você está interessada em alguém, o fundamental sempre é a sinceridade. A pergunta que pode ajudá-la é "por que contar?". Você sente e acredita que é necessário falar sobre sua saúde para ele?

Se você acha que é necessário e que assim você se sentirá melhor, o ideal é contar. A base de um bom relacionamento é a possibilidade de sentir-se acolhido e seguro, e a franqueza e a verdade são ingredientes imprescindíveis para uma relação tranquila e duradoura.

10. Depois da cirurgia, perdi a sensibilidade nos seios. Como melhorar a sexualidade?

ELISA MARIA PARAHYBA CAMPOS

IVETE S. YAVO

Realmente, a mastectomia com ou sem reconstrução pode afetar a sensibilidade na região do tórax, causando, em algumas pessoas, frustração e vergonha durante a relação sexual. Entretanto, mesmo com a sensibilidade reduzida, o primeiro passo é aceitar e respeitar o seu corpo.

Talvez, em função do estresse gerado pelo diagnóstico e pelo tratamento, você sinta grande estranhamento com sua aparência, dificultando a melhora e a retomada de uma vida sexual ativa. Procure pensar em coisas que lhe proporcionam prazer físico ou sensual, como uma música, banhos de espuma, lingeries, óleos perfumados, massagens.

Alguns especialistas sugerem que se criem situações estimulantes para a emoção com diferentes tipos de prazer, listando-os e, aos poucos, colocando-os em prática. Certos exercícios para estimular o sexo também podem ser de grande valia nesse momento. Massagens com óleos, música suave e um lugar aconchegante podem compor um cenário excitante, no qual o objetivo principal é descobrir o prazer, fazendo com que, gradualmente, a sexualidade seja melhorada.

11. Quando me olho no espelho, não me reconheço, nem me sinto mulher. Estou horrorosa. O que posso fazer para melhorar a autoestima? Queria voltar a me cuidar e a ser vaidosa.

ELISA MARIA PARAHYBA CAMPOS

IVETE S. YAVO

A autoestima está relacionada a "gostar de si mesma". Esse "querer bem" deve, sobretudo, dizer respeito ao que se é, independentemente dos padrões sociais estabelecidos. Ser mulher é muito mais do que apenas uma parte do corpo. A feminilidade está relacionada a um todo. Entender isso é importante para que se comece a aceitar as mudanças no corpo. Quando uma pessoa se aceita e se respeita, está exercendo o autocuidado, essencial para uma boa autoestima.

Talvez, um caminho a ser percorrido seja ser menos exigente consigo mesma, respeitar seu momento e buscar dentro de si qualidades esquecidas ou até exercidas no decorrer da sua vida. Você está passando por um momento delicado e seu corpo está apenas refletindo isso. Compreender melhor esse período, olhando para si mesma de maneira menos crítica e mais amiga, é fundamental.

Às vezes, o processo de adoecimento por uma doença grave traz conflitos que marcam pelo resto da vida, mas que também podem favorecer mudanças profundas na maneira de pensar e viver. Algumas pacientes acreditam que se tornaram pessoas melhores depois do câncer, porque aprenderam a se olhar realmente como são, e não apenas pelos olhos dos outros, reforçando a ideia de que não se é mulher por causa dos cabelos ou de seios que podem amamentar, mas por ser um ser inteiro.

12. Eu sofro calada. Não consigo me abrir. Meu médico me indicou um psico-oncologista. Como ele pode me ajudar?

ELISA MARIA PARAHYBA CAMPOS

IVETE S. YAVO

A psico-oncologia é uma área de interface entre a Psicologia e a Oncologia, que teve grande crescimento no Brasil em meados da

aspectos psicossociais do câncer de mama

década de 1980. O psico-oncologista possui uma ampla visão do adoecimento por câncer, especialmente das relações entre aspectos emocionais e sociais. Dessa forma, o acompanhamento psicológico com esse profissional pode ajudar a compreender melhor essa fase da vida e entender questões ligadas à doença que podem interferir diretamente no bem-estar.

Não se trata de um profissional que vai oferecer receitas prontas, mas de alguém com quem se pode dividir as angústias e aflições e que é capacitado para compreender o diagnóstico do câncer como algo amplo e particular.

13. Já terminei o tratamento e, agora, estou em acompanhamento, mas não tenho libido. Isso é normal? Como lidar com isso?

ELISA MARIA PARAHYBA CAMPOS

IVETE S. YAVO

A diminuição da libido durante o tratamento é muito comum, pois há grande preocupação com o enfrentamento da doença, fazendo com que o sexo fique em segundo plano.

Embora seja acompanhado por alívio e alegria, o término do tratamento sinaliza também a retomada de aspectos que, até então, não eram o foco da vida cotidiana. É o caso da sexualidade. Se a libido já havia diminuído e há dificuldades em lidar com isso, vale a pena avaliar, com o médico, fatores como a chegada da menopausa e relacionados ao tipo de tratamento ao qual você foi submetida. Um exemplo é a utilização da quimioterapia, que

tudo o que você sempre quis saber sobre o câncer de mama

altera o funcionamento hormonal, reduzindo o metabolismo e interferindo na libido.

Contudo, o melhor caminho é a conversa com seu parceiro, pois, muitas vezes, a redução da libido está relacionada à própria expectativa e ao seu investimento emocional, sendo importante ter paciência e compreensão consigo mesma para a retomada gradativa de uma vida sexual satisfatória.

parte

10

QUAIS SÃO OS DIREITOS DO PACIENTE COM CÂNCER?

Direitos da paciente com câncer de mama

ANTONIETA BARBOSA

Acometida de câncer de mama em 1998, pude constatar que havia inúmeros entraves burocráticos impostos ao paciente, já fragilizado física, psicológica, emocional, moral e financeiramente. Dessa constatação, surgiu a ideia de escrever o livro *Câncer: direito e cidadania*, atualmente na 14ª edição. Nele, são enumerados e detalhados, em linguagem simples, os direitos do paciente com câncer, acompanhados da respectiva fundamentação legal.

Resumidamente, foram relacionados os principais direitos comuns ao paciente com câncer de mama:

1. Auxílio-doença (INSS), Lei 8.213, 24 de julho de 1991, Arts. 59 a 63. É um benefício devido ao trabalhador, segurado pela Previdência Social, que ficar incapacitado para o trabalho, por mais de 15 dias seguidos, em decorrência da doença. Não é exigida carência (número mínimo de contribuições) ao segurado acometido de câncer ou de uma das doenças incapacitantes enumeradas no Art. 151 da Lei 8.213/91.

• servidores públicos – licença para tratamento de saúde: sem prejuízo da remuneração a que faz jus, conforme disposto no Art. 202 da Lei 8.112/90 (RJU – Regime Jurídico Único);

• servidores públicos estaduais ou municipais: conforme disposto nos estatutos que regem sua relação de trabalho que, em geral, seguem as normas da Lei Federal. Informações

quais são os direitos do paciente com câncer

detalhadas no Capítulo 12 do livro *Câncer: direito e cidadania*, 14.ª edição.

2. Aposentadoria integral. É direito de todo cidadão acometido de câncer, independentemente de ser servidor público ou da iniciativa privada, mesmo não tendo o tempo de serviço completo, quando considerado incapaz para o trabalho, a critério de um serviço médico oficial.

- servidores públicos federais: Lei 8.112/90, Arts. 186 I e §1º, inclusive para os que contraíram a doença após a aposentadoria. O Art. 190 da mesma Lei assegura o direito à integralidade dos proventos;
- servidores públicos estaduais e municipais: regidos por regime próprio, devem consultar os respectivos estatutos;
- servidores militares: Lei 6.880, de 9 de dezembro de 1980, Arts. 108, V, § 2º, 109 e 110. Medida Provisória 2.215-10, 31 de agosto de 2001;
- servidores vinculados ao Regime Geral de Previdência Social (RGPS): Lei 8.123, de 24 de julho de 1991, Arts. II e 151. Ver detalhes no Capítulo 16 do livro *Câncer: direito e cidadania*, 14.ª edição.

3. Contribuição previdenciária – redução. O recolhimento dessa contribuição para aposentados voltou a ser cobrado com a reforma da Previdência a partir da Emenda Constitucional n. 41/2003, tendo sido considerada

constitucional pelo Supremo Tribunal Federal (STF). Com a aprovação da Emenda Constitucional n. 47/2005, os servidores públicos, nos três níveis da Administração (Federal, Estadual e Municipal), passaram a ter uma redução na Contribuição Previdenciária, tendo, até mesmo, direito ao recebimento retroativo, cujos cálculos estão detalhados no Capítulo 19 do livro *Câncer: direito e cidadania*, 14.ª edição.

4. Benefício de prestação continuada (LOAS) – Constituição Federal, Art. 203, V, Lei 8.742/93. Benefício equivalente a um salário mínimo mensal destinado a pessoas carentes, sem vínculo com qualquer regime de previdência e que estejam incapacitadas para o trabalho e para a vida independente, conforme detalhado no Capítulo 11 do livro *Câncer: direito e cidadania*, 14.ª edição.

5. Cirurgia de reconstrução mamária gratuita. A mutilação causada pela retirada de câncer de mama acarretava a morte precoce das mulheres das classes sociais menos favorecidas. Até então, essa cirurgia era considerada "embelezadora" e, por isso, só as pacientes que possuíam condições financeiras podiam realizá-la. Com base nesses dados, foram aprovadas duas leis federais que obrigam tanto o Sistema Único de Saúde (SUS – Lei 9.797/99) quanto os planos de saúde (Lei 10.223/01) a realizar a cirurgia de reconstrução mamária nas mulheres mutiladas em decorrência de tratamento de câncer, que passou a ser considerada "reparadora" e não mais

quais são os direitos do paciente com câncer

"embelezadora". Para tanto, devem ser utilizados todos os meios e técnicas necessários à recuperação da mama afetada. Esse fato melhorou a qualidade de vida, aumentou a sobrevida e elevou a autoestima das mulheres que não podiam pagar por esse tipo de cirurgia. Informações complementares podem ser obtidas no capítulo 28 do livro *Câncer: direito e cidadania*, 14.ª edição.

6. Imposto de renda – isenção. A Lei n. 7.713, de 22 de dezembro de 1998, estabelece a isenção do imposto de renda sobre proventos de aposentadoria, reforma ou pensão recebidos por portadores de doença grave, mesmo que a doença tenha sido contraída após a aposentadoria ou a reforma. Ver relação das doenças graves e outros detalhes no capítulo 22 do livro *Câncer: direito e cidadania*, 14.ª edição.

7. Saque do FGTS. O trabalhador acometido de câncer tem direito de sacar integralmente os depósitos de FGTS, tanto para o seu tratamento quanto para o tratamento de seus dependentes legalmente inscritos (Lei 8.922, de 25 de julho de 1994.). Ver como proceder no Capítulo 20 do livro *Câncer: direito e cidadania*, 14.ª edição.

8. PIS/PASEP. Direito ao saque para tratamento de câncer por parte do paciente ou de seus dependentes, regulamentado pela Resolução 1, de 15 de outubro de 1996, do Conselho Diretor do PIS/PASEP. Ver capítulo 21 do livro *Câncer: direito e cidadania*, 14.ª edição.

9. Isenção de IPI, ICMS, IPVA e IOF na compra de veículo. Na aquisição de automóveis, em caso de deficiência física causada por câncer ou qualquer outro motivo que impeça ou dificulte a direção de um veículo comum, a critério de perícia médica do Detran, será concedida a isenção dos impostos citados. Esse benefício resulta na redução de aproximadamente 30% no valor do veículo, mas é específico para pessoas que ficaram com sequelas nos membros e que precisam de um veículo adaptado às suas necessidades. Essa isenção é também extensiva aos deficientes visuais, mentais ou autistas. Ver detalhes nos Capítulos 23, 24, 25 e 26 do livro *Câncer: direito e cidadania*, 14.ª edição.

10. Quitação da casa própria. Nos contratos de financiamento de imóvel, consta uma cláusula prevendo a quitação por invalidez permanente ou morte. Muitas pessoas desavisadas continuam pagando as prestações indevidamente, pois cabe ao mutuário comunicar a ocorrência – sinistro – à instituição financiadora, para que possa obter a quitação dos valores devidos. Ver detalhes no Capítulo 31 do livro *Câncer: direito e cidadania*, 14.ª edição.

11. IPTU – Isenção. Alguns municípios concedem isenção do IPTU aos pacientes de câncer e doenças graves. É importante procurar informações na Secretaria da Fazenda do município onde reside o interessado. Ver relação de municípios no Capítulo 27 do livro *Câncer: direito e cidadania*, 14.ª edição.

quais são os direitos do paciente com câncer

12. Seguros e prêmio de previdência privada. Direito de resgatar prêmio de seguro e/ou previdência privada nos contratos com cláusula de cobertura por invalidez decorrente de doença. Ver Capítulo 30 do livro *Câncer: direito e cidadania*, 14ª edição.

13. Prioridades – processo judicial, procedimento administrativo e precatórios. O paciente de câncer e outras doenças graves pode requerer a prioridade com base na legislação que lhe assegura esses direitos. Ver como requerer nos Capítulos 32 e 33 do livro *Câncer: direito e cidadania*, 14ª edição.

14. Transporte, pousada e alimentação para tratamento fora do domicílio (TFD). A Portaria 55, de 24 de fevereiro de 1999, do Ministério da Saúde, garante passagens, alimentação e hospedagem ao paciente e acompanhante, quando necessário, para TFD. Esse direito inclui, até mesmo, passagens aéreas, conforme o caso. Ver detalhes no Capítulo 35 do livro *Câncer: direito e cidadania*, 14ª edição.

15. Transporte urbano. Gratuidade de transporte urbano durante o tratamento, já regulamentado por vários municípios. Em Brasília, Lei Distrital 773, de 10 de outubro de 1994; em São Paulo, Resolução Conjunta SS/STM-2, de 23 de outubro de 2003, dá direito à gratuidade para pessoas com doenças orgânicas incapacitantes, como as causadas pelo vírus HIV, tumores malignos (câncer)

tudo o que você sempre quis saber sobre o câncer de mama

e doença renal crônica. Fonte: Empresa Metropolitana de Transportes Urbanos (EMTU), telefones: (11) 4341-1067 e (11) 99133-1979. Ver outros exemplos e requisitos para conseguir o passe livre no Capítulo 36 do livro *Câncer: direito e cidadania*, 14.ª edição.

16. Rodízio de automóveis. Autorização para trafegar – DSV/Autorizações Especiais, telefones: (11) 3030-2235, (11) 3030-2245, (11) 3816-3022, (11) 3039-1660 (PABX). Avenida das Nações Unidas, 7.203, Pinheiros, São Paulo-SP. Ver como proceder no Capítulo 37 do livro *Câncer: direito e cidadania*, 14.ª edição, ou no *site*: www.cetsp.com.br.

17. Planos de saúde. Lei 9.656, de 3 de junho de 1998, e alterações posteriores:

- é obrigatória a cobertura do tratamento de câncer (quimioterapia e radioterapia);

- não pode haver exclusão de doenças preexistentes nos contratos coletivos (empresarial);

- é proibida a exigência de cheque-caução em hospitais – Resolução n. 44, de 24 de julho de 2003, dispõe sobre a proibição da exigência de caução por parte dos prestadores de serviços contratados, credenciados, cooperados ou referenciados das Operadoras de Planos de Saúde. Ver outros direitos do paciente em relação aos Planos de Saúde no Capítulo 29 do livro *Câncer: direito e cidadania*, 14.ª edição.

18. Medicamentos: como conseguir gratuitamente pelo SUS? Sobre os medicamentos excepcionais ou de alto

quais são os direitos do paciente com câncer

custo, cabe aos Estados adquiri-los e fazer a distribuição e, ao Ministério da Saúde, por meio de um sistema informatizado de comprovação da aquisição e distribuição, fazer a transferência aos Estados. Para receber o medicamento excepcional, é necessário fazer um cadastro na Coordenação Estadual de Assistência Farmacêutica, apresentar uma série de documentos e atender aos requisitos estabelecidos. Ver informações detalhadas na própria Secretaria Estadual de Saúde e também no Capítulo 34 do livro *Câncer: direito e cidadania*, 14.ª edição.

19. Assistência jurídica gratuita. Endereços nas principais cidades e capitais dos Estados. Ver Capítulo 55 do livro *Câncer: direito e cidadania*, 14.ª edição. Disponível em: www.antonietabarbosa.adv.br.

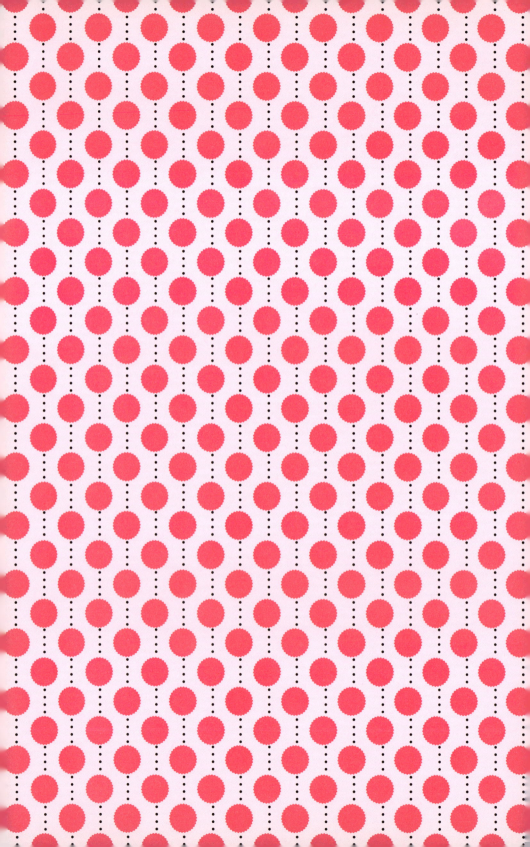